LOCUS

LOCUS

LOCUS

LOCUS

mark

這個系列標記的是一些人、一些事件與活動。

mark 31 多情總被無情惱

作者：江盈
責任編輯：陳郁馨
美術編輯：謝富智
法律顧問：全理法律事務所董安丹律師
出版者：大塊文化出版股份有限公司
台北市105南京東路四段25號11樓
www.locuspublishing.com
讀者服務專線：0800-006689
TEL：(02) 87123898　FAX：(02) 87123897
郵撥帳號：18955675　戶名：大塊文化出版股份有限公司

總經銷：北城圖書有限公司　地址：台北縣三重市大智路139號
TEL：(02) 29818089 (代表號)　FAX：(02) 29883028　29813049
排版：天翼電腦排版印刷有限公司　製版：源耕印刷事業有限公司
初版一刷：2002年 6 月

定價：新台幣 180 元
Printed in Taiwan

一個從植物人邊緣回來的女人

多情總被無情惱

江盈◎著

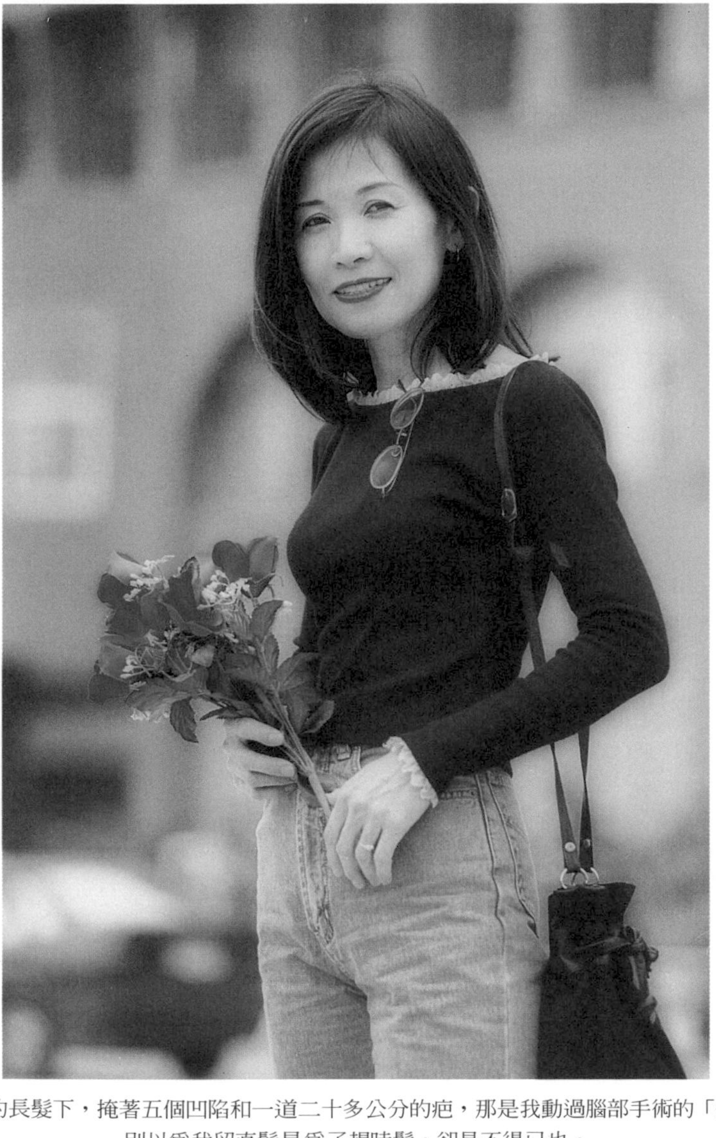

我直順的長髮下，掩著五個凹陷和一道二十多公分的疤，那是我動過腦部手術的「紀念」。
別以爲我留直髮是爲了趕時髦，卻是不得已也。
醫生警告我，不可隨便揉搓那幾個凹口，以免凹口底下用來固定頭蓋骨的鋼絲斷裂。
從此，我只好斷了燙髮造型的夢。
(攝影／徐瀛生)

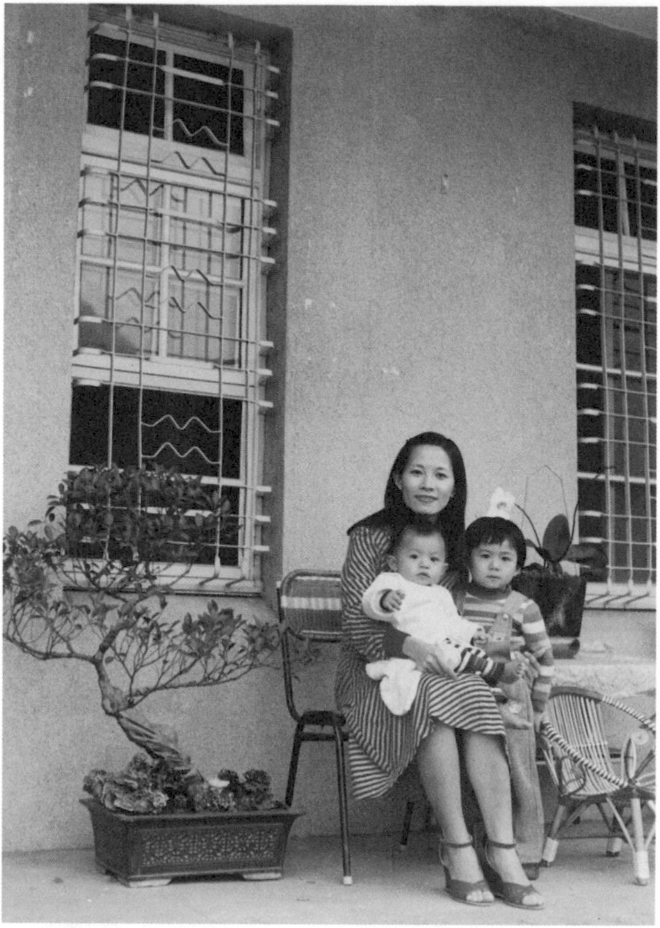

大學畢業第二年，我就和丈夫結婚了。
他是我第一個也是唯一的男友。
婚後，兩個兒子相繼出世，我的生活從此就在學校與家庭之間打轉。
那時的我，猶自露出滿足的笑，並不知道此後人生的變化難以逆料。

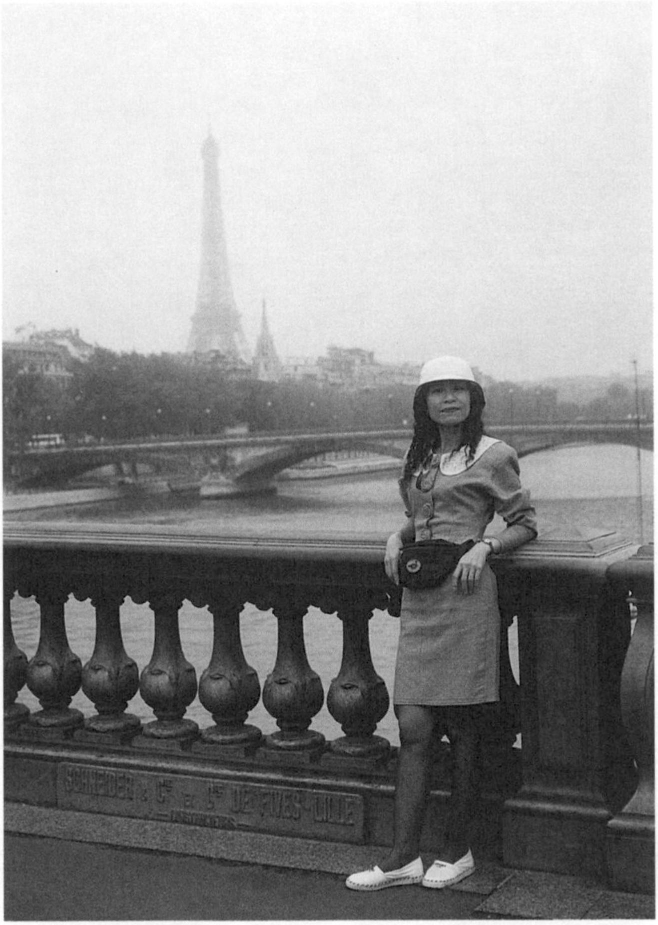

動手術的前一年，我們一家前往巴黎一遊，順便探訪旅居法國的高中同學。
那是我結婚二十多年來的第一次國外旅遊，
也是唯一的一次。
照片中的我，倚在亞歷山大橋，背後可見到艾菲爾鐵塔。
飽覽美景之餘，我興致勃勃要去羅浮宮參觀。

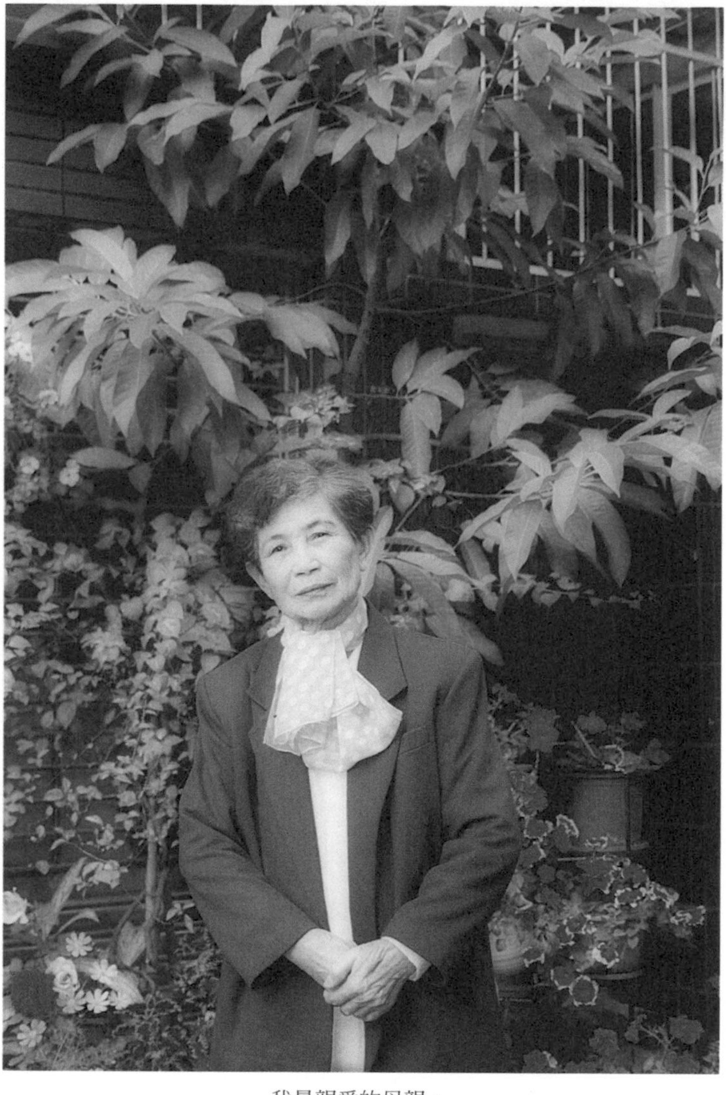

我最親愛的母親。
從小，母親和我們幾個女兒關係就親；我就常與母親一起洗澡。
到現在她老了，我們仍會裸裎相見。
當初我一直瞞著她，不敢告訴她我要接受風險極高的腦部手術，
因為我不忍讓她老人家承受失去女兒的悲傷。

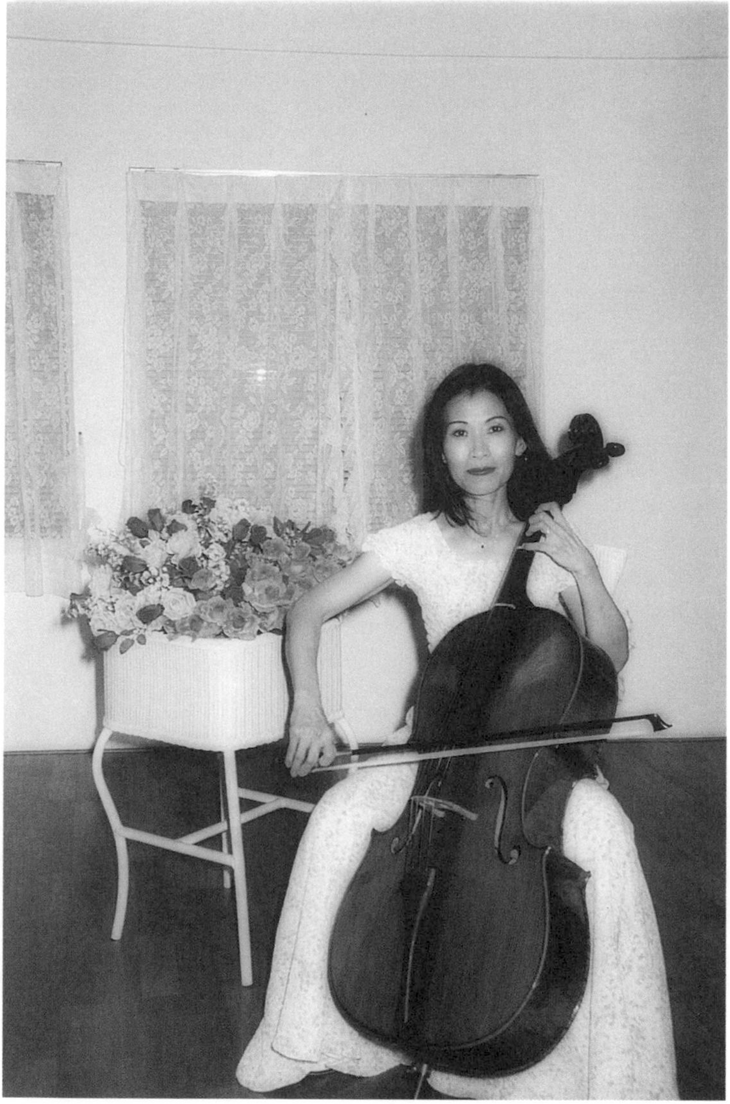

復健期間，我聽從復健師建議，學習樂器以期能改善手指神經。
結果，我迷上了大提琴低沈、悠遠、厚實及充滿磁性的音色。
每天，當我把大提琴擁在懷裡彈奏時，
就好像抱著一個無言又知心的好伴侶，聽我娓娓傾訴所有的快樂和憂傷。
(攝影／林忠源)

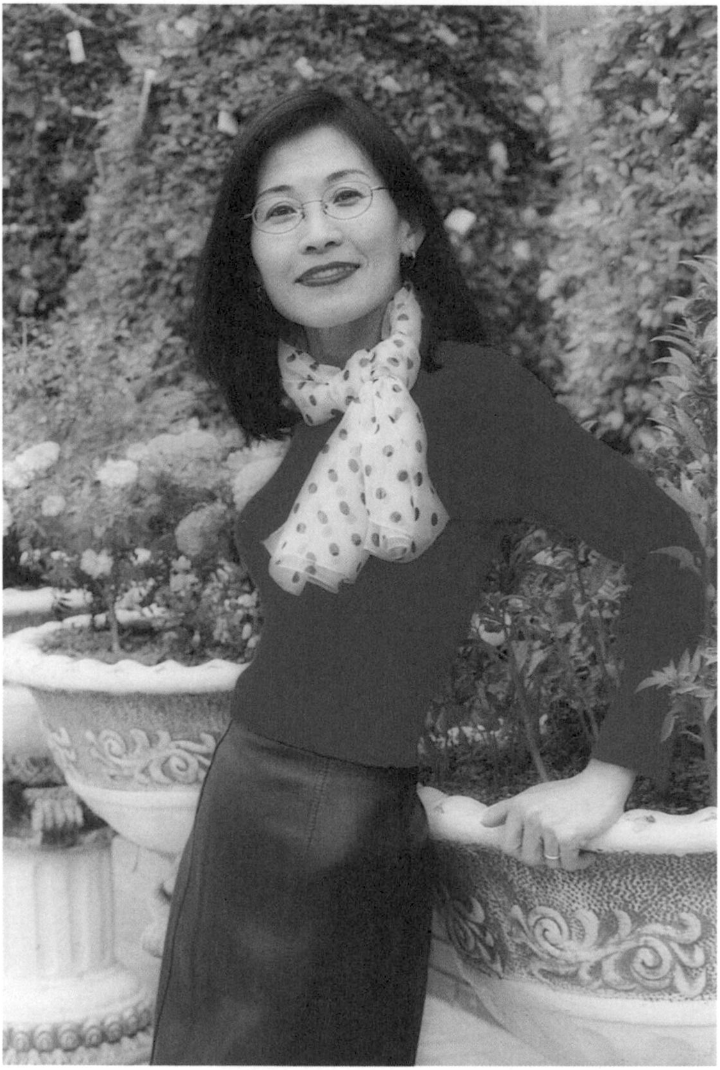

儘管女人的體力一般來說的確比男性來得弱，
可是，在面對生、老、病、死的人生課題上，弱者的名字未必是女人！
(攝影／藍光毅)

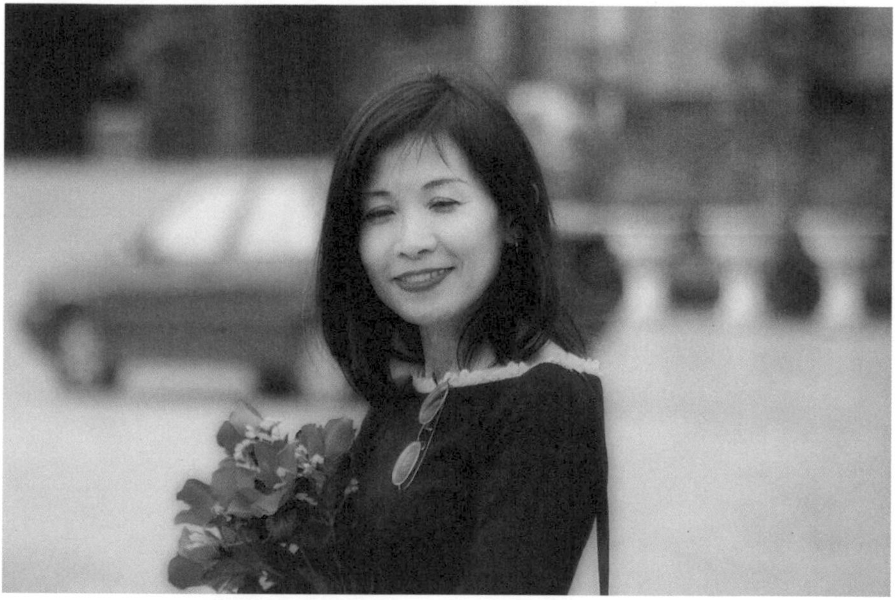

我的主治醫師和我，打過了困難卻美好的一仗。
我不僅撿回了一條命，
而且沒有喪失行動、記憶、語言、視覺能力，甚且居然還能提筆寫書——我想，
我應該會是主治醫師行醫生涯中很特殊的驕傲之一吧？
(攝影／藍光毅)

謹　以此書獻給

我的母親

邱仲慶　醫師

林鴻鏗　醫師

林富一　醫師

陳　怡　醫師

以及　所有陪我走過療程的

家人、同事、朋友

目錄

序

江老師在六年前我還在成大醫學中心服務時，經由學生陳怡醫師的介紹，由屏東來求診。當時江老師的症狀並不很明顯，最主要是偶爾會出現半側偏盲的症狀。幸好，在屏東的眼科林富一醫師警覺到這可能是腦部病變所引起，而輾轉轉診神經內科，這才確定江老師是患了腦動靜脈畸型的毛病。

腦動靜脈畸型，是一種先天性的疾病，是良性的，若處理得好是可以斷根的；若沒治療好，就像腦中有顆不定時炸彈，隨時會有爆炸的危險。江老師的腦動靜脈畸型位在左側頂顳葉皮質下方，是屬於可手術治療的一種。若是位置較深，或是位在腦功能重要區，不適合手術治療的，現也可採用放射刀如伽瑪刀、X光刀或光子刀之類的治療。

六年前，她剛開完刀時，雖有短暫的失語、失憶等皮質功能喪失的症狀，但靠著堅強的毅力及復健治療，江老師恢復得跟常人無異。在本書中，江老師對於整個治療的過程描寫得相當生動——看到她寫到當訓導主任宣佈手術成功已脫離險境的消息時，全校響起了一片熱烈的掌聲和喝采聲，本人亦與有榮焉。

由於要避免傷及正常腦組織的功能，腦動靜脈畸型的手術需要很精細的顯微手術，外科醫師辛苦在顯微鏡下手術十幾個鐘頭，知道病人手術成功，挽回一條生命時，那種欣慰的感覺不是筆墨所能形容的，這時候誰還會計較健保的給付偏低、工作辛苦、風險大？病人的安全，就是最好的回饋。

書中作者對自己的患病及婚姻失敗的平實陳述，相信有相同遭遇與痛苦的病人應該是感同身受，也可得相當大的激勵。

由於五年前本人轉至同在台南的奇美醫學中心服務，江老師固定每個月前來、後來變成三個月一次，從屏東老遠到台南回診。每一次看到她精神奕奕，也很爲她高興。正如書中所寫的：人生中憂歡苦樂皆相隨，歡樂有盡時，痛苦同樣也會過去，用逆來順受的心看待就好。

沒有經過痛苦的淬鍊，快樂和幸福的不凡又如何彰顯？

但願此書能夠安慰正受苦難的心靈，讓他們都能堅強面對生命的挑戰，使病痛成爲化粧的祝福。

邱仲慶
奇美醫學中心外科部主任
二〇〇二年五月八日

前言

我，今年五十一歲，不久前，我才拍下了這些照片。

我臉上當然會有皺紋，但是，比起我頭蓋骨上那五個裂口，以及那道二十多公分長的疤痕，我臉上的那些皺紋，不是奇蹟，而是眞實的人生景像。對我，眞正的奇蹟，是我在四十五歲那年，接受了一個幾乎致命的手術——腦動靜脈畸型手術。

去年（二〇〇一年）有一則社會大新聞，引起了大眾對植物人權益的討論。一位眼科醫師在妻子因腦部手術成了植物人，而回復正常無望之後，向法院訴諸離婚，而法官也准了。現在，女方的父母仍在爲女兒的權益打官司。我和那位女主角情況類似，我們有一個相同的病名：腦動靜脈畸型，但我們的命運卻不同。她不幸成了植物人，而我，卻在術後失憶失語了一陣子，經過一段漫長時間的療養、復健，如今，我還能彈吉他，拉大提琴，還有寫文章。

對這位因腦動靜脈畸型手術而成植物人的女病友遭遇，以一個過來人的立場，我毋寧是感傷而哀痛的。對自己的幸運，我感謝老天的垂憐，更感激在我病發治療過程中，所有協助、照顧過我的醫護人員。而同樣的疾病，卻有幸與不幸的結局，這中間的差別就在：我僥倖於事先發現自己竟然帶有這種可怕的、隱藏的先天惡疾，而能提早採取比較有效的醫療措施。這種疾病，平常根本無法被察覺，一旦發作，卻幾乎不是致命，就是傷殘（包括成爲植物人）。

□

腦動靜脈畸型是一種先天性的血管異常疾病。正常的情形應該是：從心臟壓縮出來的含氧新鮮血液，沿著大動脈、小動脈再到微血管，血液中的氧及養分和組織中的代謝廢物交換，血液由鮮紅變暗紅，再從微血管、小靜脈、大靜脈回流到心臟，再次循環個不停。

腦動靜脈畸型患者的血管，在畸型處沒有微血管，大動脈大量且高壓的血液直接衝灌至大靜脈。而造物主在當初設計靜脈時，因靜脈血低壓，流速也較緩，所以靜脈血管壁比動脈血管壁脆弱，它哪經得起動脈血高壓、大量的鼓漲？少了微血管的緩衝作用，經年累月下來，大靜脈的血管壁膨脹變薄，終有一天，它會破裂出血。麻煩的是，它又是和大動脈緊緊連接在一起，往往一破裂，大量的動脈血馬上衝瀉而出，一發不可收拾，不必幾分鐘，病人腦腔就都是血，很快即陷入重度昏迷，想活命恐怕就難了，常常患者非死即傷（重度傷殘，包括成了植物人）。

這樣一種傷腦筋且容易致命的疾病，是先天的。病人從出生時就有了，最可怕的是，它並不是馬上發病。在發病前，病人完全和正常人一樣，平常即使詳細的健康檢查也查不出來，大多在十幾、二十歲左右才發病，愛運動、愛喝酒的人就愈早發病。它其實不是後天增生的，當然無所謂的良性、惡性，但它威力卻很大。在腦內，它就像一顆超級的不定時炸彈，隨時會引爆而摧毀病患的生命。

而我，竟然和腦靜脈畸型這個惡疾相安無事，和平共處了四十多年！因爲每個個案發病時間不一樣，臨床的徵兆也不盡相同，想事先發現，並不是那麼容易！不過，預防勝於治療，在它破裂前先把它摘除，比破裂後再縫補較易善後。身體是我們最親密的朋友，平常我們應該養成和身體對話的習慣，多傾聽它的聲音，不要因忙碌、奔波於學業、事業而疏忽了它所發出的任何強烈甚至微弱的訊息！也許，那是病魔來襲時，我們能全身而退得以活命的關鍵！

回想起來，不喝酒，不愛運動，固然讓我延緩發病，可是，小心觀照自己身體，仍能有些蛛絲馬跡可循，提醒我們身體已經有了異樣。當時，我前夫對於我的小心翼翼頗不以為然，還語帶諷刺揶揄我道：「極度神經質，對芝麻綠豆事，小題大作！」話說回來，如果不是「神經質」，現在我還能活命嗎？

□

前述新聞事件中的病友的丈夫，在她手術成了植物人後，遺棄了她，很難不讓天下女性為她一鞠同情之淚，也讓社會大眾上了不尋常的一課。而我，她的同病相憐者，最能感同身受，體會她的心情。罹患這樣一場驚心動魄的惡疾，彷彿一面人性的照妖鏡，所有感情，包括愛情、親情、友情都逃不過它的檢視，在它的光影照射下，全都一一現出原形，從我病發、動手術到手術後，我前夫的種種反應、言行及態度，乃至後來婚變到簽字離婚，我也終於認清了人性的本質，更看透了愛情、婚姻的眞相。

去年那起社會新聞，熱潮只持續了一下子，除了非常少數的有心人製作了一些單元節目，愼重其事地討論了植物人的相關權益外，事過境遷後，也少再有人關心聞問了。如果再看看璩美鳳事件和立委黃顯洲事件所掀起的新聞熱潮，你就會知道，我們的媒體和我們的社會眞是很八卦，很冷感甚至很冷血！

也許很多人會認爲，一個正常人會變成植物人的機率不大，那機率大概就像中樂透一樣，自己不會那麼倒楣吧？可是，在一個自由、民主的國度，一個標榜文明、進步的社會裡，除了關注、謀求大多數人的福祉外，對於一個本身已無能爲力，極需他人伸援手的極少數弱勢社群，我們政府的相關單位，乃至一般社會大眾，怎能如此漠視、冷感到甚至無視、麻木的地步？

變成植物人，那會是一種怎樣的無奈，怎樣的心痛呢？相信除了植物人本身，無人能解。我曾和可怕的病魔面對面肉搏過，更曾和死神擦身而過。因爲曾經短距離貼近去審視、接觸病魔和死神，雖然幸運逃過一劫，但是，一直到現在，害怕變成植物人的恐懼，仍是我心頭揮之不去的最大夢魘！我想，在目睹植物人的悲慘境遇後，可以選擇的話，相信很多人寧願死亡，而不願淪落成植物人。當植物人的形體被禁錮在那一方小小的病床上或輪椅上，他的思想、感情與靈魂，也被緊鎖在那一塊小小的天地了。而無能擁有思想，無能享有感情，無能撫慰靈魂，那種力不從心，那種無能爲力，恐怕才是最叫人傷心的焦點！

□

在我整個發現惡疾的過程中，許多環節緊緊相扣，當中若有閃失，某個環節斷了，整個療程缺了一個口，療效就會打折扣，結局更是會大大不同！主治醫師邱仲慶先生高明的醫術，使我的預後良好，而林鴻鏗醫師、林富一醫師對病患的愛心、關懷，事前善意的建議和提醒，最是功不可沒！他們兩位都不是病號繁多的名醫，但卻都是有耐心的良醫，能不避諱自己能力的侷限性，在必要時，主動告知並協助病人「另請高明」，把病人的健康、生命看得比自己的面子重要，使病人不致延誤診斷治療，錯失治病的時機。當初，假若他們以「檢查都正常，沒什麼大礙」來看待我的病症，只怕我的不明顯異狀被疏忽了，後續的診斷治療一被中斷，今天，我縱然沒丟掉寶貴的生命，恐怕也難逃變成植物人的惡運！

有了這樣一次特殊的就醫經驗，現在的我深深覺得，在醫病關係中，病人平常應該在就醫過程中，擇定自己信任的醫師，維持良好的互動，和醫師做朋友，將他們視同自己家庭的醫療顧問，有任何醫療上的問題，多請教醫師，請他們提供意見或建議；同時，也要有「醫師不是神」的認知，避免對他們有過度和過高的期待。雖然目前醫學在某種程度上已經非常進步，可是在醫療過程中仍有些意外的變數無法完全掌控，醫護人員如果在醫療、照護過程明顯已「用心盡力」，即使療效不是百分百，他們的敬業精神及服務態度仍應得到掌聲鼓勵，相信病患及家屬也可以欣然接納不是完全合乎自己期盼的結果才是。

□

寫下自己生病的遭遇，但願我的經驗能提供別人一點點參考。我虔誠希望，前述女病友的悲劇，不要再在我們的社會上演！我們的國會應該可以制定一套更完善的法案，來妥善安置植物人，保障植物人的權益，協助植物人的家屬，只要有心去做，相信一定可以做得到，也可以做得很好。

提筆寫下這段特別的人生經歷，其實和我罹患腦動靜脈畸型一樣，都只是人生旅程中的一場意外，一首插曲，時候到了，因緣俱足，自然就水到渠成了。我依然秉持面對惡疾時的相同態度：一切就隨遇而安，順其自然；隨緣自在，任運逍遙吧！

第一部

生命的長度實在不是我們可以任意決定、掌握的，不過，我們卻可以開拓生命的廣度和深度來彌補這個缺憾。接受這樣一個重大的手術，我當然也會很害怕，但不能因爲害怕就逃避、放棄。

楔子

六年多前，有一天下班後，我到任教學校附近的一所麵館用餐。詫異的是，老闆娘的左臉在我眼前竟是模糊一片，我下意識地揉揉雙眼，從牆上的鏡子裡看到自己也成了半臉人。可是，用完餐回家後，一切又回復原狀。

隔了一天，在任課的教室裡，一個不專心聽課的學生在底下喧鬧，引起我的注意，我出言制止，卻發現學生沒了左臉，就像鬼故事中沒有面孔的鬼臉。我倒抽一口冷氣，只覺一陣天旋地轉，忍不住坐下喘口氣，卻又害怕被巡堂的校長誤會偷懶。待稍一回神，學生的臉又回復了原來的樣子，毫無異狀。

下課後，回到辦公室，我忍不住跟同事提起這件事，同事們好心地問說：「你都不吃飯，光吃麵包或麵食，會不會營養不良，造成貧血頭暈？」

從小到大，我眞的對米飯沒什麼興趣，媽媽爲了引起我的食慾，可說絞盡了腦汁，效果卻不大。關於米飯，除非她做成色香味俱全，看起來頗像可口點心的壽司，否則，我是不吃的。別人口中的「飯香」，在我直如天方夜譚。但是，對於麵包，我的態度就大不同了。

在我的中、小學時代，約莫距今三十五到四十年前，麵包不像現在，可以是早餐桌上的主食。那個年代，麵包在一般人心中，尤其是南部鄉下，可是屬於美味點心的。偶爾，在我的便當盒中，帶著抹了奶油的烤麵包，那一整個早上，我的心情可都是充滿興奮期待的，即使是經過學校廚房蒸飯的手續，烤土司走了味，我仍然可以吃得津津有味。

結婚後，平常家中餐桌上，飯菜都是爲丈夫、孩子準備的，我一直都很習慣吃各種不同口味的麵包或土司配著菜吃。由於從小對肥肉的軟滑、油膩過敏，不曾吃過一塊肥肉，甚至吃香腸，也是挑乾淨肥肉的部份，才吃得下去。因此，我的體型半是遺傳，半是飲食習慣，一直都偏瘦，難怪同事們要認爲我是長期營養不良，加上女人每月固定生理週期的因素，而形成貧血性的暈眩了。

同事們說得也有幾分道理，自己雖然將信將疑，卻也莫衷一是。只是我不免懷疑，若說愛吃麵食就會營養不良，那全世界不吃米飯而以其他食物當主食的人，難道都營養不良嗎？再說，真會營養不良，早在青春期時，我就該發育不良了，哪裡要等到四十多歲生下了兩個壯兒子的時候才發作呢？

同事們並不知道，我不敢告訴她們，那陣子我的左、右眼皮經常有事、沒事就眨巴眨巴跳個不停。以前也曾眼皮跳過，但時間都短暫。那時候，卻常常跳到我用手指硬壓住眼皮，仍止不住它們的跳動。

和自己的身體相處了四十多年，我就是覺得當時自己的身體不是很對勁了，如果連我自己對它都不了解，旁人又如何能懂？

□

懷著一顆不安的心，我到屏東市區林鴻鏗診所，向平日家人常去就診而相熟的林醫師請教。林醫師爲人溫和、涵養俱足，對病患親切，雖非門庭若市的名醫，卻常贏得病患的信任。他以我的主訴疑似視野缺損，指引我到眼科求診。我當下即刻到相距不遠處的林眼科掛號，由林富一醫師爲我做了角膜、視網膜各相關檢查，結果一切正常，但他怕我眼睛上面可能有問題，便建議我再到大醫院做更詳細進一步的檢查較爲妥當。

因爲醫學常識的極度貧乏，對腦神經學更一無所知，聽完眼科醫師的建議，我還天眞地想：眼睛上面，不就是眉毛嗎？它會有什麼問題？當我半信半疑地把眼科的檢查結果告知林鴻鏗醫師時，他面色凝重告訴我，事不宜遲，叫我不要拖延，趕快到大醫院再做進一步深入的檢查。

有了兩位醫師愼重的叮嚀，我不敢掉以輕心，趕緊由友人找當時在成大醫學中心服務的陳怡醫師，由他引薦，一路從眼科掛號看到神經外科，經腦波，腦部斷層掃描，最後也做了血管攝影……

一個姆指大的陰影

帶著醫師告知的檢查結果，走出成大醫學中心，外頭夏日白花花的陽光正散發著無比的威力，我的生命卻有如走入了嚴冬。從台南開車回屏東的途中，丈夫冷著臉，一語不發，我的一顆心一直往下墜落、墜落……。

醫師指著片子裡，我的左腦葉上一個如姆指般大的陰影告訴我：「你腦部有異物，宜馬上住院手術治療。」

我睜大眼睛疑惑地瞪視著醫師，他在說什麼？他在說的到底是什麼？腦部有異物？「它」到底是一個什麼奇怪的東西？老實說，醫師當時也無法確定它是先天或後天形成的，是良性亦或惡性的腫瘤；這些都得進一步檢查才能知道。唯一可以確定的是，我的腦袋裡有了一個不該存在的東西。

連續一個多月來的追蹤檢查，終於水落石出了。可是，結果也未免太出人意料了。從眼科轉診到神經內科時，心裡雖覺得情況似乎不太妙，但，總存有一絲希望。但願一切都只是如我丈夫嘲諷我的，是我自己太神經質，太杞人憂天而致小題大作了。

現在，檢查結果出爐了，它印證了我的直覺，我的身體確確實實起了異樣，我其實並沒有神經質、小題大作，我纖細敏銳的感覺是千眞萬確的！我的身體藉由一些微弱甚至不起眼的訊息，在做無言的抗議，在提出警示了。

醫生要我先回家，等候醫院電話通知安排住院。我點點頭，無言、失神地走出門診室，在外面等著的丈夫，聽完我的診斷結果，只冷淡地丟來一句話：「你要動手術，那以後誰來照顧你啊！」

我張大嘴，看著他，不敢相信眼前這個冷漠而不耐煩的男人，竟會是自己從高中認識至今，結褵也已經二十多年的丈夫！

五月的大熱天，南部的太陽炙熱異常，醫院的空調有點涼意，一股更強大的寒意，卻從我腦門沿著脊髓直穿透到腳底，雖然穿著足夠保暖的衣物，我依然不自覺地全身猛打哆嗦。

帶著醫師告知的檢查結果，走出成大醫學中心，外頭夏日白花花的陽光正散發著無比的威力，我的生命卻有如走入了嚴冬。從台南開車回屏東的途中，丈夫冷著臉，一語不發，我的一顆心一直往下墜落、墜落……。

□

大學畢業第二年，我就和丈夫結婚了。他是我第一個也是唯一的男友。因為我們是中學同學，認識得早，加上也都是從南部到台北唸大學，彼此有個照應。而母親從小就灌輸我們一個觀念——正經的好女孩不會隨便交很多男友。所以，即使周遭有其他男孩追求，我也不敢和他們來往。

現在，我面臨生死交關，他居然是這種反應。以認識丈夫多年來對他的了解，我知道他此時非常不耐也不悅。由於出身清寒，丈夫生性節儉吝嗇，總是忙於兼差賺錢，平常在家，不是對著電腦寫程式，就是倒頭大睡。家務的操持和孩子的照顧、教養，他一向是事不關己，現在我病了，必須住院手術治療，這些在他眼中不及他電腦重要的瑣碎小事，他似乎不可避免要負擔了，可想而知他當然很不高興。只是，我難道願意生病嗎？

把我載回到家裡，連家門都不入，顧不得我心情的沉重和低落，他就藉口還有很多事要忙就又開車走了。午後的斜陽從玻璃窗照進屋子裡，在空盪盪的家中，我一個人坐著發呆。

□

醫生的話不斷在我腦海中盤旋、重覆，想到自己病情危殆，左腦那顆異物已然壓迫到神經，若不開刀割除，它隨時會摧毀我的健康，甚至奪取我的性命。可是，手術的風險很高，我將承受包括變成植物人、半身癱瘓、瞎眼或失憶失語等等在內的種種可能後遺症。

我才四十多歲，對家庭、對孩子的責任都還未了，這樣的一種惡疾，讓我已經沒有未來了嗎？我的父親過世了十多年，母親依然健在，我還得善盡爲人子女奉養、承歡的責任才行啊！兩、三天後，我就要住院接受腦部手術，萬一不幸，手術失敗了，她老人家能受得了白髮人送黑髮人的打擊嗎？如若手術完成但不十分成功，我成了植物人或重度傷殘，丈夫還會要我嗎？他會不會遺棄我？我的婚姻能保得住嗎？我該怎麼辦？

想到母親，想到孩子，止不住心頭的哀傷，在極度茫然、驚慌、焦慮和害怕的心情下，我終於痛哭失聲。

□

那段時日，我眞是感到極端的勞累和疲憊。常常有一種快支撐不住，直想倒下來好好休息個夠的感覺。

打從結婚一開始，我就學校、家庭兩頭奔忙。

我一直就喜歡教書的工作，當老師也一直是我從小以來的願望。總覺得天天和一群天眞、活潑、可愛的孩子在一起，是件挺快樂的事。而不管小學、中學一路到大學，我都碰到一些對我很好的師長，更使我對老師充滿好感。常想，以後我當了老師，也要像我的老師一樣疼愛學生。後來，果眞如我所願，執起了教鞭。但，等我當上了老師，我這才明白，自己以前的想法太單純，當老師絕非我所想像中那麼輕鬆、有趣，這份工作其實伴隨著極大的壓力和重任。

當老師，苦樂參半。能得天下英才而教之，固然是一樂也；碰上冥頑不靈的孩子，一樣會苦不堪言。假如再遇上不甚明理的家長，也會頗叫人有嚴重的挫折、無力感的。

教書，特別在國中任教而又當導師的話，那可真是件既勞心而又勞力的工作。教課前，教案的編寫、教材的搜集與準備、教法的研擬；教課時，教室秩序的管理、突發狀況的處理；教課後的作業、評量的擬定及完成等等，無不繁重。而在學校中和其他同事的相處及人際關係的互動，又是另外煩人的課題。

我們教學最主要的對象——學生，可是一個活生生的個體，而不是像植物、礦物般可以由你隨意擺佈的。他們三不五時會出個狀況，讓你焦頭爛額，吵嘴啦，打架啦，和任課老師起衝突啦，蹺課啦、離家啦……種種問題不一而足。有時候，他們身體不舒服，生病發燒，得趕快通知家長，家長不在時，自己還得權充家長將他們載去看醫生，以免延誤病情。

我曾碰到父母都遠到異地工作，只留下最大才國一（我班上學生）的四個小孩在家自己生活。結果學生生病了，我除了帶他去看病外，還得不時打電話掌握情況；下了班，更得去探問，做好安頓的工作。奔波之餘，不禁對有些家長如此大放其心，感到難以理解。

至於另外一些關心孩子教育的家長，往往又熱切地希望你爲他們拿主張，提意見；而不關心的家長呢，孩子的問題一樣很多。凡此種種均是工作上的壓力。平常外人看我們，以爲我們天天打扮得光鮮亮麗往講台上一站，好像很風光，又有寒假暑假那麼長的假期，眞讓人羨慕。殊不知，每天的課上完，往往聲嘶力竭，人都快累癱了。

下了班，回到家，也還是不得閒。在學校，我們的身份是老師，教導別人的孩子是我們的職務；回到家，扮演人妻、人母的角色，當然得負起照顧丈夫、子女的責任。

每逢假日，我仍然忙不停。常常早上得到傳統市場採購新鮮魚、肉、蔬果，匆匆趕回家切切洗洗做午餐。吃完午餐，他們一票男生坐到客廳沙發，輕鬆、舒適看電視，我呢，則在廚房收拾杯盤狼藉，料理善後。等我收拾好，他們也看完電視，要去睡午覺了，我這又開始清理打掃、拖地板。等他們睡好覺，下午還得督導兒子做功課，接著做晚餐。放假的日子，不但沒得休息，甚至更忙更累。有時候受家長請託，還要兼家教，感覺自己像個免費的台傭老媽子，更像一隻八爪魚，非得有三頭六臂，無法勝任那些繁忙的家務和教學工作。

□

如此日復一日，週而復始。打從大兒子唸幼稚園開始，每天晚上，陪兒子做完功課，到他上床睡覺，才得空看點自己的書，偷看一下自己喜歡的電視節目。十幾年來，我不曾看過八點檔電視連續劇——不是我不想看，實在是沒那個時間看。

長期體力透支，難免有心力交瘁的感覺。那時候，我常有力不從心，老覺使不上力的恍惚，總想著是不是該請個假，好好休息來喘個氣？現在，身體眞的出了狀況，不得不中斷工作，請長假治療——只是，檢查結果太出人意外，而情況的嚴重性又豈是休息休息就能善了的呢？

這一去，也許再也回不來……

此時請假一去，生死未卜，就算僥倖能活命，也得長時間休養生息，才能重回學校啊！屆時，學生也早已畢業各奔前程了，師生要再相見，只怕不是那麼容易吧？

拿著醫生開具的診斷書，我回學校準備請假。我的檢查結果早在同事間傳開了。當初眼中出現異象時，有位同事因視力逐漸模糊、減弱而相約一同上大醫院去檢查。她的情況比較單純，原來她是白內障，所動的眼部手術不到一個小時就能解決，根本不必住院。而我的狀況卻遲遲未有定論，不但我自己頗覺不耐煩，幾乎想放棄繼續追蹤檢查，同事們也隱約感覺事有蹊蹺，大有文章。

現在，診斷有了一個結論：我的腦內有異物，必須住院動手術。對這樣的結果，學校同事一片訝然，而我，更是不知如何是好，心情一勁跌盪到谷底。每次上完課，我都不願回辦公室，只待在自己當導師的班級教室裡，萬不得已回辦公室時，我怕極了同事投射過來好奇卻也詭異的眼光，更畏懼他們一見我出現就聚攏過來試圖安慰我。

「聽說你得了腦瘤——？」

「怎麼會這樣……？」

「醫生說要怎麼處理……？」

類似的問題，不同的人一再重覆地問，面對他們善意、關懷的探問，我多半搖頭默然，除了苦笑，還是苦笑。我了解同事的好意，但他們終究無法體會我內心深處的恐懼，他們不明白，我最需要的，其實是他們堅實有力的一句：「加油！」就好。

在同事面前，我又能怎麼做呢？哭泣嗎？怨天嗎？尤人嗎？還是抱持鴕鳥心態，將之歸諸命運、業障呢？假如是意外，用「命運說」來安慰受害者和他們的家人，也許可以讓人有心理上的療傷止痛作用，可是，我這病症完全是一種先天上的疾病啊。

每次看到、聽到，有人用「前世業障說」來詮釋那些先天不管是外在肢體殘障，或內在器官結構畸型的病患，我都爲他們深覺憤怒、不平，更爲他們的無辜而感到傷痛。這些病患，除了得忍受身體上的不幸、不便外，還要忍受旁人加上「前世業障」的莫名指控和心理傷害。我們都知道，人體結構的複雜和精密，加上基因遺傳的叵測和突變，難免造成生命體組織、器官上的殘缺不全，那是生命形成時一種不可掌握而頗無奈的偶然，生命體本身承受這樣的殘缺，已是不幸之至！旁人又何忍再用不必要的言詞粗魯、無情地做二度傷害呢？

□

前一年所帶班級的三年級學生已經畢了業，我又重新回任一年級導師。國中一年級學生仍不脫國小生天真瀾漫、活潑好問的習性，但察顏觀色的能力也還不太夠。對我的疲累和寡言，班上學生察覺不出什麼異樣，幾個小女生甚至對導師即將請假，也只是憂心忡忡地說：「老師，你請假時，班上男生又要欺負我們了。」

對她們這樣的反應，我不覺啞然失笑。

國一的小男生，半大不小，頑皮淘氣得很哪！對青春期的種種一知半解，由「健康教育」課程上得來的知識，常常是他們用來取笑、捉弄女生的依據。小女孩日漸隆起的胸部，最常引起他們的興趣和注意，常常不是從女生背後拉扯女生內衣的肩帶，就是故意推擠其他較害羞的男生去撞女生，見到被撞女生勃然大怒追打著撞她的男生時，他就在一旁拍手哈哈大笑，對自己惡作劇得逞非常得意。而對女生在生理期間，閃閃躲躲捏著衛生綿上廁所的行爲，他們更是好奇得緊呢！常常幾個男生聚在一起竊竊私語，用頗爲曖昧的眼神瞅著女生，發出不懷好意的嘲笑聲，弄得小女生是又氣怒又尷尬！

其實，小男生可不只是對女生有興趣，他們對自己以外的其他男生，有時候也是很有興頭探究一番的。

有一次，班上女生偷偷告訴我，有個男生在廁所和別班的同學打架。我於是找來那個學生問清楚緣由，他說小便時偷看了別人尿尿，引起對方不滿，所以挨了揍。我問他：「別人有的，你也有，幹嘛要偷瞄別人？」

這個學生給了我一個可愛爆笑也很有意思的答案，讓我忍俊不住，他說：「因爲大小不一樣嘛！」可不是？難怪有些男生長大後要對大小、長短斤斤計較了。

國中階段的孩子，眞的是很難教化、馴服的。說他們是小孩，比起國小學生來，他們已步入青春期，不再過兒童節了；而和高中、高職生比較起來，他們卻又多了些稚氣，有時候跟他們講道理，也不見得說得通。有些學生實在冥頑囂張、桀驁不馴，叫人抓狂，女老師被氣哭不是什麼新鮮事。平常同事們任課之餘常感嘆，做決策的教育官員們、編教科書的學者們，或者好發評論的專家們，只要他們到國中任教個把月，相信他們就會了解國中教師的委屈和難為！

相較於自己當導師班上的那些國一小毛頭，我任課的一個國三班學生就懂事多了。這個班上的男生雖也調皮搗蛋，但還不致於讓我真正動氣，最難得的是女生又乖巧又貼心。

□

沒有女兒，一直是我最大的遺憾。兩個兒子雖然還算聽話，終歸隔了一層性別的差異，不像女兒可以和媽媽說許多悄悄話，分享彼此的心事，互相疼惜身為女人的各種難以言說的苦楚。

男女先天不同的生理結構，使男人無法真正了解女人。我們體力弱，需要被體貼、疼惜。每個月的「好朋友」帶給我們很多困擾、不便，有時候還會造成身體不適，甚至經痛會讓我們無法唸書、做事。婚前有懷孕的恐懼，婚後卻有不孕的壓力。在台灣這樣一個父權社會裡，雖說女權比過去稍有伸張，到底離男女平等還有很長一段距離，尤其要男人自動放棄在父權社會制度下的既得利益，恐怕不是那麼容易！

男人多半無法眞正體會女人懷孕時的辛苦，對女人擔心胎兒是否健全的憂慮無從了解，而女人分娩時所遭受有如被拉扯撕裂的痛楚，他們更是難以想像！就算男人有心，也懂溫柔體貼，大約也只能算隔靴搔癢吧？常言說得好：「事非經過不知難。」從地球上有人類以來，男人最多也只能用揣測的方式去感受女人的辛苦、憂慮和痛楚，女人要的不多，尊重、體貼和呵護而已！可惜，有些男人不是太自大就是太自私，擁有子宮對某些女人來說反倒成了無法擺脫的原罪和惡夢。在一個民主進步的國家、社會裡，主其事者應該要想法弭平這種性別上先天的不平等，不過，看看我們目前的國會，只怕我們還有得等！

在學校上課，我一向疼惜女學生，常灌輸男生觀念，要他們懂得照顧與尊重女生。我常告訴他們，女生要有氣質，男生則要有氣度。有一次上課時，我又把這套被男生誤解爲「大女人主義」的論調，叨叨絮絮耳提面命時，一個男生脫口而出：「老師，你自己有兩個兒子喔，你還敢偏心女生。」言下之意，頗有怪我偏袒女生之意，難道不怕自己兒子吃虧嗎？我很快也很高興地接口道：「說得好！就因爲老師沒女兒，更能證明我說法的客觀、中肯，是不是？」

一般來說，我的想法、看法、說法總能得到女生完全的共鳴，而男生，除非他們有個和我擁有相同觀點和做法的母親，或者他們別具慧根，否則，他們都會扣我一個「大女人」的帽子，說我重女輕男。即便是我自己的兒子，受到丈夫男性沙文主義思考的深深影響，想扭轉他們的思想，我仍常有使不上力的感慨！

□

時值五月中旬，三年級的課程差不多已完全結束，到畢業考前這段時間，要開始將三年來所學的做最後的總複習，準備聯考。雖然我有心陪著學生做最後的衝刺，現在卻因病魔的來襲而不得不中斷。

辦完請假的各種相關手續後，上課鐘聲一響，我便到這個國三班級，上我任教二十多年來到接受手術爲止的最後一堂課。由於從國一就教他們，三年下來，師生間有一定程度的默契，彼此間的相處也還融洽。

教完該上的進度，指定好作業，再交待一些注意事項後，利用下課前十分鐘，我向學生辭別，告訴他們我要接受手術，可能必須請長假。

學生聞言，一臉疑惑。幾個平常較不適應代課老師不同教學方法的學生問說：「老師，你什麼時候銷假回來？」

回來？唉！我還回得來嗎？誰都不敢說！此時請假一去，生死未卜，就算僥倖能活命，也得長時間休養生息，才能重回學校啊！屆時，學生也早已畢業各奔前程了，師生要再相見，只怕不是那麼容易吧？

面對學生的問題，我搖頭苦笑著垂下眼，一時間竟無法答出話來。

原來學生以爲我只是聲帶長結節。那段時間，除了頭暈得厲害，眼睛看見異象外，我還常咳個不停，以致喉嚨瘖啞，失聲得很嚴重，經常三、兩天就請一次假。

我簡單地向學生說明自己腦部的檢查結果，同時下了一個簡短的結論：「也許老師這一去，成了不歸路，再回不來了……」

「啊……」對這突如其來的消息，學生簡直不敢置信，幾乎個個睜大眼，張口結舌叫出聲來。幾個較膽小而感情豐富的女生頓時紅了眼圈，平時特別愛喧鬧的男生也立刻安靜下來，教室突然籠罩在一片低沉得叫人心慌的氣氛中。

看到孩子們那般震驚的反應，爲免給他們心理造成太大的衝擊，我深深吸了口氣強自鎮定，再展顏若無其事般問他們：「我們教室裡的每個人，以後不會死的請舉手。」環視全班，學生一個個看著我，再彼此互看，最後一個個都低下頭，沒有人舉手。

梳理好激動的情緒，我緩緩地說：「是的，打從我們出生一開始，有人只活幾天就夭折；有人活個十幾年或幾十年；假如沒有意外，或生重病，現在醫學進步，一般人要活七、八十歲也不成問題，但是不管怎樣，總有一天我們都會死亡。」

學生開始抬起頭睜大眼熱切地看著我。

「但是，生命的長度實在不是我們可以任意決定、掌握的，不過，我們卻可以開拓生命的廣度和深度來彌補這個缺憾。接受這樣一個重大的手術，我當然也會很害怕，但不能因爲害怕就逃避、放棄。

「現在老師最需要的是你們的祝福。信天主教、基督教的同學請向上帝、耶穌禱告；

回教徒向阿拉祈求，佛教徒則請求佛祖保佑老師。我最希望你們在代課老師帶領下用功準備聯考，那才會是你們送給老師的最大安慰。」

壓抑住內心澎湃洶湧而又紊亂異常的感受，我微笑掃視全班。這些話與其說是講給學生聽，不如說是講給我自己聽。

幾個心軟的孩子眼眶早已含淚。下課鈴聲一響，沒有等班長喊「起立、敬禮」，全班一起說「謝謝老師」，我轉身趕緊離開教室。我一方面深怕自己一個不小心，鼻涕眼淚一起來，一方面也慶幸，那些平日比較不守規矩老被責罵、處罰的孩子，沒有幸災樂禍說出「ㄏㄜ・ㄒㄧˋㄏㄜˋ（去死好了）」那種令人難堪心寒的話來。

我們師生都要學會一件事：遭遇橫逆，除了勇於盡人事聽天命外，別無他法。面對腦部手術這種石破天驚的大災難，不隨遇而安，順服老天的安排，我究竟又能如何呢？

最後的母親節

望著年邁、髮白的母親忙著拿筷子開心地爲我們夾菜，我的心一滴一滴淌著淚，淌著血。可，我又不敢哭，更不能哭！母親很高興我們爲她慶祝母親節，她全然不知道，我即將動腦部手術。

接獲檢查結果，正是那年母親節前幾天。不久後，我就要到成大醫學中心接受腦部手術，想到此去生死兩茫茫，我堅持帶著孩子回娘家和媽媽及兄弟姐妹聚餐。爲的是，我知道那可能是我此生和家人最後一次的團聚，更可能是最後一次過母親節。

我的父親因心肌梗塞已過世十多年，家中五個姐妹，沒有兄長，只有一個不算很爭氣的弟弟。從小我們依賴父親很重，父親過世後，我們頓失精神上的依靠，用「惶惶然」形容我們母女的心情一點也不爲過。

想到母親，我的心就糾結成一團。

□

從小，母親和我們幾個女兒關係就親。外公與外婆只生母親一個女兒，她本來有兩個弟弟，卻因病年幼早早夭折。所以母親從小就孤獨，沒什麼玩伴，長大結了婚生下我們這些女兒，她就多了幾個訴說心事的對象。

母親在日據時代受過高等科教育，約當現在初中程度，懂日文，閱讀日文書報和說些簡單日語不成問題。她其實是一個上進心強的女子，在姐姐和我上小學後，她曾揹著年幼的妹妹在我們教室外陪讀了好一陣子，把老師每天教我們的課業牢記在心，晚上好能督導我們做功課。雖然後來因家務繁忙，洗衣、燒飯、照顧孩子外，還得種菜、挑水、養豬，最後忙不過來，只好忍痛放棄，中斷了學習，但她卻是以這種精神學會了中文，且能用國語和我們交談。

我剛唸小學時，對學校環境陌生而感孤單、害怕，有了母親在教室外的陪伴，我有如吃了定心丸。看著老師在講台上講得生動有趣，再轉頭看到母親在走廊上凝神專注聽課，我小小的心靈倍覺溫馨而安慰，上學對我來說是又快樂又有趣，而不是一件苦差事。到現在，我都還記得，母親指著小一國語課本上的注音符號，用她白天在教室走廊上現學，到晚上就現賣的不很標準的口音，教我唸「ㄇㄛ・ㄇㄛ・ㄅㄛˊ・ㄗ，ㄆㄞ ㄆㄞ ㄐㄧㄢ ㄅㄤˇ」的往事。

母親常說，我小時候放學回家，不把功課先做完是不會吃飯的，更別說跑出去找玩伴了。我常想，如果我日後對唸書不會排斥，對自己的課業有一定程度的責任心，那若不是母親的伴讀精神默化了我，也一定是她好學的態度感動了我。

小學畢業後，我的中學時代，也是在故鄉的小鎮渡過的。那時候，母親因家務實在太忙，當然無法再陪我唸書，但是，只要時間允許，她都會在中午時爲我親自送熱騰騰的便當。三十多年前，鄉下地方根本很少有人賣自助餐，連冰箱都稀有，母親完全是準備好一家人早餐，洗好一堆碗筷、衣服，再趕往市場買好菜，匆匆忙忙洗切準備、煮好午餐，再馬不停蹄趕緊送到學校給我。有時候她送得晚了，我因爲怕趕不及在午睡時間前吃完會被教官記警告而抱怨連連，她就一臉歉意，深怕我沒時間吃而餓著肚子。

這樣愛惜子女的心情，我自己是在當了母親後，才稍稍能體會一二。俗話說得好：「養兒方知父母恩」，一點都不錯，對於當時自己不懂體貼母親的辛苦，只知盲目執著於校規的自私，如今回想起來，內心仍會隱隱作痛。

高中畢業，考上北部的大學，必須離開家，負笈北上。她一方面高興也驕傲我考上國立大學，一方面又因我從小到大不曾離家，連自己從家裡到高雄那樣短距離搭車都不會，她更是擔心不已。每次放假要回家，她就操心我會不會搭錯車；而放完假要回學校，她更是堅持到火車站送我。每當火車一進站，我要上車前，就會看到她淚汪汪紅著眼依依不捨，弄得我常常回到學校後總有好幾天食不下嚥。後來我拒絕她到火車站送別，淚灑月台的戲碼才不再上演。不過，聽妹妹說，母親雖然沒到車站去，在家還是免不了要哭的，有時候，哭得還更兇！

後來，本是我高中同學的丈夫與我相伴搭車，母親很高興，也很放心。丈夫當時爲了在母親心中留下好印象，照顧我唯恐不周。難怪在後來，我父親深深反對我和丈夫交往時，母親會出面替他說項，盡挑好話說了。

結婚後，我們母女感情依然非常親密，她也會幫我照顧孩子。有時候，她怕我教學工作太繁重，還不時到我家幫我操持一些家務。從小到大我們就常常一起洗澡，甚至到現在她老了，我們仍會裸裎相見，她會要我幫她擦背，這在別人家庭中大概也不多見。就因爲感情深厚，愈發叫我放心不下，不忍讓她老人家承受失去女兒的悲傷。

□

母親節大餐的菜餚，一道一道上來，望著年邁、髮白的母親忙著拿筷子開心爲我們夾菜，我的心一滴一滴淌著淚，淌著血。可，我又不敢哭，更不能哭！母親很高興我們爲她慶祝母親節，她全然不知道，我即將動腦部手術，更不知道，在不久的將來她可能會失去一個女兒。

一看到她那因爲騎腳踏車載我摔倒而脫臼的左手臂，至今仍屈著而無法伸直，我的心就顫抖。而我爲人子女者，因著無可奈何的疾病，可能無法爲她送終，如果她知道了，她會怎麼樣？餐桌上那一道道的菜，彷彿一張張的催命符，我又哪裡吃得下？

□

「生死有命」的論調，我也懂的，在我四十多年的生命歷程中，也並不盡然都是快樂無憂的。人生的起伏曲折、成敗得失，我是淡然的。然而，親情是怎樣一種割不斷的關係啊。

妹妹後來告訴我，當我置身手術室而情況未卜的那幾個小時裡，在手術室外著急等待的姐姐，一度擔心失控到臉色蒼白，幾乎要昏厥——聞此，我心中悽然。我始終明白，活著，而且是好好地活著，是對自己，更是對愛自己的親人，最好的一種交待啊！

其實，在上手術台時，我也曾心灰意冷得曾想就這樣長眠不醒，不痛不苦，無所謂的牽掛和不捨——只是，有時候我們活著，不全然只是自私地為著自己。

當我躺在手術台上，無意識地由醫護人員擺佈時，我把所有的苦痛、焦慮、憂心一股腦全丟給手術室外的家人承擔了。我想，除非意外或情非得已，誰會希望讓自己的父母白髮人送黑髮人？讓自己的兒女失怙失恃？讓自己的兄弟姐妹手足情斷？

鐵石心腸的人

可是，我到底做錯了什麼？我腦中先是一片空白，接著渾沌凌亂，二十多年來婚姻生活的種種，一幕幕如跑馬燈般在腦門裡閃現。

入院前一天，在家苦等醫院通知住院的電話時，我意外接到一位學生家長的來電。那是我所任教的三年級那個班班長的家長。這個學生從小母親去世，父親外出工作相當忙碌，孩子和姑媽一起生活。因爲當班長，更因爲他活潑、好動、多話，上課一貫愛鬧，有時候還帶頭吵，被老師責罵，甚至用「愛的小手」處罰，他也一勁不在意。我對他的印象非常深刻。有一次，他實在吵得不像話，我無計可施，不覺脫口而出說：「你再這樣吵，不好好聽課，若媽媽在地下有知，也會不安、難過的。」說也奇怪，孩子很快就安靜下來了。他這樣反倒讓我於心不忍，暗自怪罪自己不該口不擇言，無端傷了孩子脆弱的心。

學生的姑媽一開口，就向我問清楚我要動腦部手術的事情是眞是假，然後提及孩子前一晚在家心神不寧，無法靜下心來看書；經她追問，才知道，原來他的英語任課老師要動腦部手術，他擔心得唸不下書，更對自己以前上課不好好聽課，反而帶頭吵感到懊惱且後悔不已。她趕緊安撫孩子焦躁的心情，然後打電話慰問我，鼓勵我，說現在醫學發達、進步，我一定可以安然渡過難關，並祝福我能早日康復，重返教學崗位。

放下電話，我既心慌又內疚。上最後一堂課時，我向學生說明病況，並順勢辭別，那也是人情之常，我們之間到底有了近三年的師生情誼；我無意驚嚇學生，更沒想到會造成學生的困擾。他們聯考在即，假如因此使他們準備聯考的心情大受干擾，而影響了他們聯考的成績，那將如何是好？

情急之下，我趕忙打電話到學校，請他們導師到班上做心理輔導，並向學生轉達我的心願，希望他們能振作精神，好好用功，聯考時拿到好成績，那就是送給老師的最好禮物了。

打從一知道檢查結果開始，我的情緒一直低落不堪，意志也十分消沉，這當頭更加忐忑不安！以致那一晚，丈夫一回到家，我便迫不及待告訴他這件事，期望他能為我出主意，稍稍舒緩我因慌張、焦慮而緊繃的心情；哪想到，他竟臉色一沉，冷言冷語地一字一字說出：「你嘛，就是喜歡敲鑼打鼓到處張揚，巴不得大家都知道你要動腦手術，好來探你的病。」說完，連看我一眼都嫌多餘，頭也不回就往樓上書房走，然後「碰」的一聲，用力關上書房的門，開始嘀嘀答答敲起他電腦的鍵盤來。

我一個人傻愣愣呆坐在樓下客廳裡，像是不小心犯了錯的小孩，被人狠心用冷漠的精神凌遲處罰，可是，我到底做錯了什麼？我腦中先是一片空白，接著渾沌凌亂，二十多年來婚姻生活的種種，一幕幕如跑馬燈般在腦門裡閃現。

□

大學畢業第二年，我就懵懵懂懂結了婚。婚姻的意義是什麼，老實說我那時並不很明白。我們這群在第二次世界大戰後趕著嬰兒潮出生的世代，女孩子年齡到了，就得嫁人的。否則，別人就會在背後指指點點，議論紛紛。很多人，不管男女，其實都只是爲結婚而結婚，完全是不明究裡就套上婚姻的枷鎖。

二十三、四歲的年紀，青春正當芳華，還未好好品嚐年少輕狂、窈窕淑女君子好逑的美妙滋味，我就傻傻地扮演起人師、人妻的角色。白天，和丈夫在同一個學校任教；下了班回到家，就認分地操持家務，養育兩個兒子。我自己一廂情願地以爲，這應該就是每個女人都會擁有的雖平凡卻很踏實的人生。

婚後不多久，我就發現自己和丈夫在人生觀、價值觀、金錢觀上，有很大而明顯的差異。

丈夫生性節儉吝嗇，總是忙著兼差賺錢。我以爲，賺錢是爲了改善生活品質，豐富生活內容，他卻對一切非生活必要（是不是必要，全由他自由心證）的支出大爲光火。對我每天到學校上班穿戴整齊、略加修飾，他譏諷爲是打扮得花枝招展，到處招蜂引蝶；多年來，全家人外出吃大餐的機會寥寥可數，更別提出國旅遊增廣見聞，或去參觀、欣賞美術展覽、戲劇表演及聆聽音樂演奏會了。

最叫人難以忍受的是，每次夫妻間起了爭執後，他就拿走自己的存摺，不願支付家庭生活費。夫妻意見不合時，我總是想辦法說服自己，他在外打拼很辛苦，做妻子的要多體諒丈夫。(奇怪？我從事教職工作，不能算打拼嗎？) 多半時候，我都刻意委屈自己，隱忍自己心中的不滿與怒氣而遷就他。他和孩子都很習慣我扮演照顧者的角色。他們父子生病，我得請假，在家照顧他們，而我生病，仍得打理家務，不能好好休息。全家人都習慣漠視我的感受和需求。

□

如今，在這生死交關的重大時刻，丈夫、孩子都無法依靠嗎？我到底還能靠誰？

隔天我就要住院動手術了，丈夫竟是一副事不關己的冷酷無情模樣，完全無視於我的慌亂、不安、焦慮、恐懼和無助。從在醫院獲知檢查結果起，丈夫就說他很忙，叫我由娘家人陪著住院就好。我打電話到姐姐家求援，姐姐一聽，非常震驚，但毫不猶疑，一口答應。

大姐夫知道消息後，大大不以爲然。他告訴大姐：「我不是不答應你陪二妹住院手術，我也知道你們姐妹情深，可是，她的丈夫在哪裡呢？在這種時候，還會有什麼事比妻子要動腦部手術來得重要？還有什麼錢非得這時候去賺不可？」

姐姐於是對我丈夫說，在這個關鍵時刻，我最在乎的人，我最希望陪在身旁的人，不是別人，是他！丈夫不置可否，卻只是用更冷漠的態度與語言一再刺傷我敏感脆弱的心。或許他內心認爲我眞是煩人，老用瑣碎小事給他添麻煩，讓他在打拼事業之餘猶有後顧之憂——可是，我要接受的腦部手術，難道眞的只是瑣碎小事一椿嗎？

唸高中的小兒子，在他房間唸書準備考試。在這樣病危的時候，我還必須用「做妻子的要多體諒丈夫」這種父權思考產物的想法，來麻醉自己，說服自己，強迫自己成就「賢妻」的美名嗎？我眞的不知道，自己委屈求全，處處退讓，到底是把自己放在哪裡呢？

我起身走進臥室，關上房門，偷偷哭著開始寫起分別給所有家人的遺書，同時決定商請妹妹陪著住院接受手術，免得在醫院還要忍受他刻薄的言辭和惡劣的態度！

□

入院當天一大早，妹妹從她家趕來陪我搭計程車到醫院，丈夫原本臭著臉冷著眼，不是很情願地打算開車，一待知道我拒絕他陪著上醫院，面子掛不住，就勃然大怒，借題發揮，當街用力摔鐵門，還破口大罵，連鄰居都看不過去。

我們姐妹倆從屏東一路哭到台南，妹妹比我還傷心、憤怒，邊抹眼淚邊抽抽噎噎地罵：「連病到這種危險程度，還要受到這樣對待，平常還會有好日子過嗎？」好心的司機，一面感嘆開車二十餘年不曾見過如此鐵石心腸的人，一面勸慰我們，不要多想，放寬心把病治好最要緊。

多情總被無情惱

不接受，我就只有等待腦內那顆宛如不定時炸彈的畸型瘤破裂而死亡，而以它那時的狀態，顯然隨時都有破裂的可能。動手術，似乎已是迫在眉睫，事不遲疑，刻不容緩了；若接受了呢，雖然會成殘，卻至少仍有一線生機！

住院第一天，做了驗血、驗尿、胸部X光攝影，心電圖等各種檢測，而我左腦的那個異物，主治醫師懷疑我可能罹患腦動靜脈畸型，必須依據血管攝影技術來證實。院方告訴我們，血管攝影是種高度入侵性的檢查，不但痛苦而且很危險，除非緊急和必要，一般醫師並不輕易施行。病患接受血管攝影時，家屬必須隨侍在側以防萬一，並且得先簽好同意切結書才行。而妹妹此行本就打算趁我做血管攝影時，也到這家醫院的婦產科掛門診。這麼一來，得試著找我丈夫。

沒想到，丈夫竟拔掉家中電話，更不准小兒子打電話（當時大兒子在交大唸書），使得關心我的娘家親人和同事朋友都無法探問我的消息，連妹妹想打電話告知我們在醫院的進展情況，也都無法聯絡到他！

我總算明白了「多情總被無情惱」這句話的眞義了。但誰又知道，這竟只是我這場大劫難的開端而已！

做血管攝影前，護士要我先把頭上的煩惱絲去除乾淨。醫院裡的美容部小妹到我的病房，把我的頭髮全剃掉。看著自己發亮的光頭，一時間還眞無法調適過來。理髮小妹把理下的頭髮遞給我，說：「你要不要留下來做紀念？」

望了一眼自己那把因爲燙髮而略失光澤的焦黃長髮，我毫不思索就給扔到垃圾桶裡。昨日種種譬如昨日死，今日種種譬如今日生。打從高中畢業考上大學起，我就留長髮，除了定期稍做修剪，一直都捨不得剪短髮造型，只是，我百般愛長髮、惜長髮，依然想都沒想到，會有這麼一天，自己竟然是在如此情況下，被迫理了個大光頭。

還記得在那時的前一年，兩個兒子，大的要參加大學聯考，小的則要考高中，兄弟倆為了能專心準備考試，強迫自己靜下心，不再到處亂跑，有一天，居然暗中相約去剃了個大光頭回來，兩人閃閃發亮彷如燈泡的頭皮，把我驚得目瞪口呆。

兩兄弟還不忘要弄老媽——我，說道：「媽，你也趕快去理光頭，你如果理光頭，一定很漂亮，眞的！」

什麼跟什麼嘛？唬弄我嗎？我哭笑不得追著兩個兒子猛搥，當時，記得自己是這麼說的：「理光頭？哼！休想，打死我都不理！」說得可是斬釘截鐵的！現在呢？可好了，爲了活命，爲了順利進行手術，我能不理光頭嗎？還能嘴硬說什麼打死都不理的大話嗎？人算眞的是不如天算啊！

□

理光了頭髮後，護士爲我裝上導尿管。做過這種手續的病患都會明白一條管子接在泌尿器官的那種不舒適與疼痛感，而初始由於被侵入的刺激，老讓人有想上大號的錯覺。你能想像一個人蹲在馬桶上連續兩、三個小時，卻又一事無成的那種無奈和不適嗎？導尿管絕對可以為你說清楚、講明白的。

被推入血管攝影室後，院方的醫護人員簡短告訴我一些注意事項，然後在我的腹股溝中，用極為粗大的針筒，注射入顯影劑，只覺右大腿一陣刺痛、酸麻，一股液流順著動脈在身體各處奔竄，接著，脖子、臉頰、腦腔內被一陣拉扯的感覺，整個人直想作嘔而極不舒服，極為痛苦。

室內溫度極低，穿著一件單薄、寬鬆罩袍的我，冷得直打顫。躺直身子，我動都不敢動，深怕一亂動，照不出正確的影像，一切要重頭再來，得再一次忍受那種疼痛和不便。

折騰了大半天，終於照出了結果，也證實了醫師的疑慮和研判。我，的確罹患了腦動靜脈畸型，一種容易致命、就算術後要回復正常的希望也渺茫的可怕先天惡疾！

主治醫師告訴我這個惡疾的危急性，並再次告知手術後可能發生的種種風險和後遺症：或半身癱瘓，或瞎眼，或失憶失語，甚至變成植物人都有可能，當然，最壞最壞的情況就是，大家終歸一生都無法避免的——死亡。

當然，主治醫師說，接不接受手術治療，還是得由我自己來做最後的決定。

□

噢！天啊！我到底該不該，或者說，要不要接受手術啊？我不覺垂首默禱，祈求上蒼給我足夠的智慧和勇氣。

不接受，我就只有等待腦內那顆宛如不定時炸彈的畸型瘤破裂而死亡，而以它那時的狀態，顯然隨時都有破裂的可能。動手術，似乎已是迫在眉睫，事不遲疑，刻不容緩了；若接受了呢，雖然會成殘，卻至少仍有一線生機！何況，醫生說，這種惡疾，多半是顱內已出血才被診斷出來，能在破裂前就被發現，可說非常難得且幸運！

蒙老天垂憐，賜給我一個事前得以採用治療救護措施的機會！說來諷刺，我要感謝我丈夫對我涼薄無情的態度，若非那樣，也不會引起我的懷疑及不斷地反省思考：「他那麼不在乎我的病情和安危，莫非他希望我早點死亡？爲什麼？爲什麼？……」

假如我的死亡會讓某些人稱心如意，那我的死亡又會讓誰痛徹心扉呢？無疑的，那一定是我的母親！

想到母親，我的心頭一震，不！我不能死！絕對不能！她現在在家裡，可能還很放心地以爲，我只是到醫院動眼部的手術而已，爲了怕她過度操心而承受不住，家人瞞著一切，沒有人忍心告訴她眞相。

我驚慌失措地了悟到一件殘酷的事實：不接受手術，母親註定得白髮人送黑髮人；接受呢，得面對可能重度傷殘，人生從此將由彩色變黑白的現實，而我的婚姻，我的丈夫……我陷入極大的痛苦折磨和不安無助中，我不敢再想像下去。

□

妹妹到醫院附設的餐廳去爲我買晚餐，整個病房內靜悄悄的。慘白的日光燈無力地照著房內的每個角落，走廊外偶爾傳來護士及病患家屬的說話聲。醫院特有的刺鼻藥味，在四周纏來繞去。

從病房的窗口望出去，暮色漸漸籠罩四周，夕陽的餘暉猶戀戀不捨，欲去還留。路上人車來往，放學下班的人潮使得街道更顯繁忙。外面的世界仍然循著它既有的軌道在運轉，而我，卻彷彿被扔到世界的邊緣，處身在一處巨大、空曠渺無人跡的荒野，而天空又烏雲滿佈。一股「前無古人，後無來者」的孤絕感緩緩襲上心頭。

想到母親，想到孩子，我不覺再度淚溼衣襟。

病房裡的鍵盤聲

他來，不是因爲基於夫妻之情，不是心疼我的遭遇惡疾，也不是不忍我面對危厄時的惶然和無助，而只是怕遭人議論，無可奈何的行事如儀嗎？

做完血管攝影，醫護人員在我鼠蹊上那個傷口黏貼上一種特別的紗布、膠帶，上頭並壓著一個五公斤的小沙袋，預防傷口出血，並加速血液的凝固。護士小姐叮嚀我，八小時內右腿都得保持固定、靜止狀態，不得隨意晃動、挪移，避免傷口大量出血，二十四小時後才能下床活動，以免影響傷口的癒合。

導尿管的不舒服感仍在，再加上右腿旣痲、又酸且疼，我伸出手在右腿上，輕輕地揉揉捏捏，想舒緩那種酸麻、疼痛的感覺，卻吃驚地發現，我的右腿竟感應不到手指的撫觸。我無奈地閉上眼，忍著痛，因爲疲憊，慢慢地沉入了夢鄉……

□

醒來，看到丈夫端坐在房裡，正聚精會神敲打著電腦。原來，經過一位和我們相熟的友人苦勸，他來到了醫院。我到底該哭，還是該覺得安慰？他來，不是因爲基於夫妻之情，不是心疼我的遭遇惡疾，也不是不忍我面對危厄時的惶然和無助，而只是怕遭人議論，無可奈何的行事如儀嗎？

行前，他仍不忘攜帶他心愛的手提電腦同行。

護士小姐對他的行止感到前所未見，簡直匪夷所思，頻頻問我：「你先生是不是電腦狂？」連主治醫師在巡房時，看到那部手提電腦都忍不住問我：「你先生在電腦公司上班？」

對醫護人員的好奇追問，我除了無可如何地苦笑，又哪裡能對他們描述我五味雜陳的心情於萬一？面對可怕的病魔，我早已自顧尚且不暇，也實在沒有多餘的心力去對外人解釋說也說不清的家務事了。

老實講，那時，我對他已從傷心，到寒心，漸漸有了死心的感覺。那位勸他到醫院陪我的同事，原是我的好友，因爲我，也才和我們整個家庭相熟。曾經，她生病時，我丈夫極熱心地請假載她遠從屏東到台南看病；他這樣做，我並不以爲意，因爲她是我們整個家庭的好友，但是，他對我的重病漠視，可不是用一句「自己人，較青睬（隨意、馬虎）」的自貶之辭就能交待過去的。一個能曲意討好外人，卻蓄意甚至刻意貶損、忽視自己妻子的男人，還能奢望妻子以他爲天嗎？如果有一天，我也如法炮製，以其人之道還諸其人，他又能有什麼理由數落我，編派我的不是？

□

他對我的不尊重，在我們的婚姻生活中屢見不鮮。當我們仍在同一學校任教時，在同事和外人面前，他可表現得既幽默又風趣，有時還把我推上火線，得配合他一起搭檔唱和。回到家呢？抱歉！妙語如珠只是說來逗外人開心的！有一次，我忍受不住，對他自以爲瀟灑的行徑冷冷回應：「我不想再演戲了。」

不知情的人，以爲他既然賣力工作，一定很顧家；那得看他顧的是哪個家；是我們的小家庭呢？還是他的原生家庭？有一種男人，他娶你，只是看準了你可以全心照顧你們的小家庭，讓他可以有多餘的心力去支援他原生家庭，有時他還要你共挑重擔，而在共苦之後，他可未必讓你一起享受甜美的果實。不巧，我碰到的正是這種類型。

我更好奇的是：一個女人，當自己的丈夫把他的存摺、印章等貴重物品鎖放在辦公室中，卻不把鑰匙交給你，反交給你的另位女同事；又或者，他請假去參加研習，學校有事急於聯絡他時，做爲他的妻子，你發現自己竟不知他行蹤所在的電話號碼，而偏巧你的另位女同事卻知道時，你會有何感想？你會如何反應！生氣嗎？大吵大鬧嗎？小心！會被挖苦扣上「吃乾醋」、「心理有病」等不堪的大帽子！在他的邏輯思考裡，外人變身成了他的「內子」，你這掛名「內子」的人反倒成了外人。

丈夫在大學時代修過電腦課，再加上他自己對此有濃厚的興趣，任教職後又勤於參加有關電腦的各種研習營，所以他的電腦程度當時在學校無人能出其右。在外人心目中，他可是一個電腦高手。別人常對我這麼說：「江老師，你們XXX電腦這麼強，你一定被他教得功力嗄嗄叫！」一聽到那樣的話，我內心簡直苦笑出眼淚來。誰會相信，當初我學會用ＰＥ２、倉頡注音輸入法，能自己打字出考卷的粗淺功力，竟還是我自己花幾千元代價在外頭電腦補習班學會的！他教電腦的笑臉和耐心，只用來對待別人，我可是無福領受的。

而且，他甚至常常在每一次考完試，該批改考卷的時候，因爲忙於教別人電腦、熱心助人而沒空改，就理所當然地往我桌上一丟：「喂！幫我改！」一句話就是命令。不知道其他男老師是否也要他們的太太幫忙分攤學校辦公室的工作，否則不願意給太太家用？

只要沒課，多半時間一定可以看到他坐在電腦桌旁，既專注又熱切地在指導其他同事，特別是女同事。有些很不識大體的人，得了便宜又賣乖，還會玩笑一句：「你老公借用一下，你會不會吃醋？」

嫁給這樣一個分不清「內子」、「外人」熟輕熟重的丈夫，我是三生有幸，該額手稱慶嗎？

□

病房裡除了滴滴答答的鍵盤聲外，丈夫目不轉睛盯著電腦螢幕，渾然未覺我已甦醒過來。右腿的酸、痛感依然，暫時還不能亂動或下床，呆呆躺在床上又極無趣，不得已只好開口請他播放我帶來的CD，並把一本我心愛的「奥黛麗赫本攝影集」遞給我。

準備住院的時候，除了準備幾套換洗內衣褲及日常用品外，我把自己最喜歡的幾樣東西，包括奥黛麗赫本攝影集、幾尊珍妮娃娃及數片CD隨身攜帶，心想，萬一手術成功，這些東西可以排遣我病中住院的無聊、寂寞時光；手術若失敗，人死了，至少身邊帶了那些物品，一樣可以慰藉我孤單的靈魂。也許別人會覺得好笑，人都可能快沒命了，還在乎那些東西？這不是在不在乎東西的問題，讓一個面臨生、死關頭的病患，小小滿足一下他（她）的心願，周遭的人難道都無法寬容嗎？

不知道是不是太專注於敲電腦了，丈夫連眼都沒抬，似乎沒聽到我的叫喚。我也不再作聲，經驗告訴我，再出聲，只會惹來他厭煩的神色。我早對他不抱太多期待，他要來醫院陪我也好，不來也無妨，夫妻不和諧的爭執就別再搬到醫院上演吧！

好大一會兒，到底見他站起身了，走向床邊矮櫃，看到櫃上那些書、擺飾品等物件，頗不以爲然地馬上就說：「只有你這種人才會帶這種東西到醫院動手術。」語氣中盡是鄙視和揶揄。我打量著他，大概有數秒鐘之久，思緒一下子跳到住院一年前的巴黎之行。

□

那是結婚二十多年來，第一次也是唯一一次的國外旅遊。認眞說，應該是去探訪那時派駐法國的高中同學。兩個兒子各自完成了大學及高中聯考，原本打算帶他們到日本就近旅遊一番，適巧當年端午節前，久未聯絡的中學好友從法國回台來訪，遂有了意外的巴黎行之約。

在我想來，到巴黎，當然不能錯過諸多美術博物館的參觀與各名勝的探訪。猶記得，當我們置身羅浮宮中庭的玻璃金字塔時，想到即將目睹達文西的名畫「蒙娜麗莎的微笑」，我內心滿溢興奮和期盼。丈夫和兩個兒子坐在金字塔附近的水池邊，竟開口對我說：「你自己進去看，我們三個在這裡等你。」

我一時簡直傻了眼，等我？參觀羅浮宮要多久？兩小時？五小時？還是一整天？他們眞的準備坐在那兒，一直等我參觀完？竟然有人來到羅浮宮，且是在沒有時間限制的情形下，而不進去看一看的！難道達文西一點也引不起他們的好奇和興趣？看著他們，我以爲自己看到的是來自外太空的火星人，但搞不好他們一樣以爲我是來自其他星河的外星人！想到丈夫在行囊中裝了十幾二十本武俠小說，他寧可待在我同學在巴黎的家中看武俠小說，而不去做法國文化之旅，甚或城堡之旅，美食之旅也好。

老是這樣的雞同鴨講，我們彼此無法走入對方的心靈裡，說眞的，也沒什麼好奇怪的。長久下來，夫妻漸行漸遠，婚姻，還能不出問題嗎？

□

在我即將面對一場生死大對決手術的此時此刻，他依然一副拒我千里之外的態度，我垂下眼皮閉上眼，不想多費唇舌。連這樣一點點臨死前的慰問物品，都不被應允嗎？他剛才說的那些是什麼話？什麼叫「只有你這種人才會帶這種東西到醫院動手術」？我在心裡無聲惱怒著、抗議著：「不行嗎？法律有規定我不能得到這臨死前的慰問嗎？也只有像你這樣的病患家屬，才會帶電腦來醫院陪病患動大腦手術！」

逃得過死神的追殺嗎？

感覺上，我半個身體已經躺進了棺材裡，別人只消輕輕一推，我就會完完全全沒入那個四方密閉的大盒子裡，從此暗無天日，再也吸不到一口氣。有那麼一剎那，我幾乎想跳下床，逃出手術室——

做完血管攝影二十四小時後，我可以下床了，卻也是我準備上手術檯的時候了。

主治醫師早敲定好動刀的時刻，醫院裡的志工到病房來，協助家人把病床推到手術房去。

終於，命運被宣判的最後時辰到了。躺在推床上，我四顧茫然，看不到自己的未來，掌握不住自己的當下，就連自己的過去，只怕很快也會被抹得一乾二淨。感覺自己已被完全抽空了，我已非我，那種滋味，眞難以形容。

眞想有個厚實的肩膀讓我靠著，痛痛快快哭一場，更想有雙有力的手臂給我來個溫暖的擁抱，讓我不再那麼慌張、懼怕、虛空，能更有勇氣去面對全然未知甚或無望的未來。只是，我精神的支柱在哪裡？

推床的輪子嘎吱嘎吱作響，在我聽來，像極了在奏哀樂。從病房到手術室這段路，彷彿死刑犯被押往刑場的路途，叫我膽顫心驚，步履維艱，雖然我沒有上手銬腳鐐，可我的靈魂卻早已被病魔五花大綁，動彈不得，而死神似乎就在身旁不遠處，露出了「終有一天等到你」那種猙獰可怖的笑容。

家人隨著推床，亦步亦趨跟著走。姐姐和妹妹眼眶泛紅，各自緊緊握著我的一隻手，我感到了手足之情的不忍和不捨。沒有人開口說話，因爲大家都知道，不管誰開口，都會引來哭泣和淚水，只有志工善意地詢問：「開什麼刀啊？」

「腦瘤。」妹妹回答的聲音微弱得幾乎聽不到。

「風瀟瀟兮，易水寒，病患一去兮不復返？」躺在推床上，怕看到家人哀傷的面容，我刻意閉上眼，心裡想著：「我現在要出征，我現在就要單獨去出征。」

深深吸了口氣，我不讓自己眼眶裡的淚水溢出來。

「母親，再見了。」

「孩子，再見了。」

我揣想著母親在家中正在做什麼呢？仍不知情地跟著電視節目笑哈哈嗎？跟著音響開心哼著歌？還是戴著老花眼鏡在看書報或雜誌？

兒子們呢？大兒子在新竹的學校裡在做啥？上課？打球？還是跟同學打屁？可憐！他一樣也不知道老媽正要接受一個艱鉅的大手術，擔心影響他唸書、考試的心情，我故意隱瞞自己的病情，不叫他知道。

小兒子這個時候又在幹嘛呢？專心上課？還是無心聽課，正在擔憂媽媽的病況？不知道他有沒有忘記我們的約定？最先我騙他我動的是眼部手術，可是，後來有一次偷哭時被他發現了，只好據實以告，兩人並且約好，萬一不幸媽媽掛了，靈堂只能擺玫瑰花，因爲我討厭菊花，尤其討厭黃色的菊花，還說有一、兩個我討厭的人，不許他們來祭拜，因爲太虛假了。我說得煞有介事，他也聽得猛點頭，說會成全媽媽的心意……

啊！母親，女兒這就要走了，以後你要自己多保重。

強，傑，我兒，媽媽就要去休憩了。我好累，要去睡覺了。往後，你們兄弟倆可要小心謹慎地走自己的人生路嘍，媽媽無法再照顧你們了。

□

上上下下，七彎八拐的，平常覺得遠的路，這回三、兩下就到了。在手術室門口，姐姐和妹妹鬆開了我的手。

「妞子，心中別忘了唸佛喔！」姐姐在我耳旁囑咐著。

「姐，勇敢一點，記得回來噢！」妹妹幾乎是哽咽地說著，聲音都在發抖。我睜開雙眼，試圖把家人的影像深深刻印在腦海裡。護士把家人擋在手術房外，我的淚水沿著臉頰，無聲地緩緩滑落下來。

□

我被推入了一個隱密、隔離的空間中，幾個護士正忙著準備手術用的器材，偶爾，她們快樂的談話聲及金屬碰撞聲劃破了室內的寂靜。

我就要上我的斷頭台了。不知道命運的劊子手在揚起他審判的鍘刀時，是要對我「刀起頭落」亦或「刀下留情」！我只覺內心一片死寂，腦海完全一片空白。感覺上，我半個身體已經躺進了棺材裡，別人只消輕輕一推，我就會完完全全沒入那個四方密閉的大盒子裡，從此暗無天日，再也吸不到一口氣。有那麼一剎那，我幾乎想跳下床，逃出手術室——可是，這樣就眞的能逃脫病魔和死神的追殺嗎？

□

在我整個病程中，等操刀主治醫師來臨的那一段時間，眞是我有生以來最難捱，最備受凌遲、煎熬的時刻。

我的恐懼與無助，已瀕臨最高的臨界點。我好像乘坐在一部硬闖平交道而又突然拋錨的車子裡，車輪陷在鐵軌的縫隙中進退不得，而車門又偏巧故障卡住了，打不開，眼看火車就在不遠處，正朝著我急速衝撞過來……那是一種世界末日就要來臨的大恐慌，死神張牙舞爪就要攫取我的性命，而我無門可退，無路可逃，找不到任何援助，叫天不應，叫地不靈，喊爹喚娘也無濟於事，面對恐懼，也只能恐懼。

多數的腦動靜脈畸型患者，都是在血管已破裂、呈昏迷狀態的情況下被送到醫院的手術台上。他們是在一種沒有意識的狀態下，面對自己生命中突然降臨的大災厄，他們已無所謂的痛不痛苦，對恐懼也早已失去了感知的能力，那也是他們容易變成植物人甚至無法活命的原因！而我，意識清明，站在生死拔河的分界點上，眼睜睜看著病魔在對自己獰笑，並且清清楚楚聽到死神在耳旁，發出狂妄、得意的無聲叫囂。

□

平日裡，我雖喜歡閱讀有關佛學的書籍，對佛學所論的生活哲學也認同，但我並無特定的宗教信仰。任何宗教，只要它能引導人向上與向善，都值得信仰。在我生死交關的時刻，爲安撫不寧的心，我不覺照著姐姐的吩咐，凝神靜氣，嘴裡開始唸起佛號。由於整個人的精神、意識都集中在佛號的頌唸聲中，漸漸地，那顆躁動的心安靜下來了，心境也平和起來。

老天爺既把「腦動靜脈畸型」這門功課丟給我做，那就意味著我的人生路已行走至山窮水盡之處，是該坐下來看雲起的時候了，至於未來能否「山窮水盡疑無路，柳暗花明又一村」，一切就交給上天去決定吧。

□

不知過了多久，一個滿臉笑容，操著甜美、愉悅嗓音的護士，走到我身邊，對我說：「來，我幫你打點滴噢！」我點點頭，才說完「好」字，感覺到她將針頭往我手臂上一刺，一瞬間，我就從一個時空掉入了另一個時空，馬上昏睡了過去……

第二部

身體上的疼痛、不便已經使病患煩悶、恐懼，而心靈上的脆弱，更使他們對周圍他人的言語、動作敏感。不經意的一句話，不小心的一個動作，有時候都可能刺激到病患，而加深他們病情的惡化，無端減弱了療效，反拖長了療程。

一場奇怪的夢之後

鼻腔和嘴巴裡塑膠管子的尖端，隨著我的呼吸動作，有規律地刺激著鼻子與咽喉裡軟嫩的肌肉。而每次護士用一支長長的管子爲我抽出氣管、肺部的痰時，總疼得我涕淚直流，幾乎忍不住，老想伸手揮掉它們。

彷彿做了一場奇怪的夢，其中的場景、細節卻又都支離破碎，拼湊不出全貌。忽然，斷斷續續一聲聲的呼喚，打斷了我的夢境。一張張家人、同事、朋友的臉孔，在我面前恍恍忽忽飄飛而過，疑眞似幻，我一時分不清是眞實，還是夢境。

我勉強撐開眼皮，不一會兒，眼皮又無力地垂下，我很快又陷入昏睡。我後來才知道，確定手術完成、麻醉劑稍退後，院方讓病患家屬友人在特定時間內進入加護病房，叫喚病人，好讓病人儘快甦醒，回過神來。

□

當我悠悠醒轉過來，應該已是手術後十多個小時了，我迷迷糊糊，不確知自己身在何處？慢慢睜開仍有點沉重的眼皮，我看到加護病房屋頂上的日光燈，霧濛濛的，好像一塊方形的大豆腐。奇怪的是，感覺上，自己眞像賣力地做了一場演出（手術台上的魔術表演？）或努力工作許久後，好好兒睡了一場甜甜的、舒服的覺，我竟覺得渾身暢快無比。

意識逐漸回復淸醒後，我思索著之前的記憶。正當我在狐疑自己是在什麼地方，又爲什麼會在這個地方時，病床前閃過一個白色身影，讓我猛然意識到：我是到醫院來接受手術的。幾乎是一種很直覺的反射動作，我很快的伸手、踢腿，卻發現自己雙手被縛在病床上，十個手指頭碰觸到病床兩邊的護欄，一絲冰涼的感覺，很快在手上蔓延。我輕輕抬起右腿，讓它停跨在左腿上，然後十個腳趾頭交互摩來擦去。

我不是在做夢吧！眞的不是在做夢喔！

我看得到東西，雖然只是模模糊糊的；我的手，我的腳都能動！我興奮、激動得就像奧運獲得金牌的選手，只想跳上跳下，大聲狂叫狂笑——還沒張大嘴，我很快就嚐到了痛苦的滋味。兒子後來告訴我，在加護病房裡看到我頂著光頭，全身上下插滿了各式各樣的管子，整個人像極了機器人——是的，我的頭上左側方，由前到後趴著一條像大蜈蚣的傷口，有一個管子由那上頭接引出腦腔內的血水，脖子上打著不知什麼藥物的針管，鼻上的氧氣罩，鼻胃管，手臂與手腕上的點滴管，形形色色，不一而足，那些管線，全是用來維繫我生命力的運作，好讓我早早脫離險境。

我微張著嘴喘息，鼻腔和嘴巴裡的塑膠管子的尖端，隨著我的呼吸動作，有規律地刺激著鼻子與咽喉裡軟嫩的肌肉，而每次護士用一支長長的管子爲我抽出氣管、肺部的痰時，總疼得我涕淚直流，幾乎忍不住，老想伸手揮掉它們。我這才明白，自己的雙手爲什麼會被綁住了。

儘管我自己覺得呼吸不成問題，常常手指著鼻上的罩子、管子對護士求情，她們可都心狠得無動於衷，還很誇張、輕鬆地告誡我：「主治醫師說還不行，你可別讓我們挨罵喲！」說完，扭著腰，別過頭就不理睬我了。

剩下我，繼續忍受那些管子帶來的痛楚，也爲自己的生存再努力拼鬥！

□

所幸，在加護病房的日子並不很長，我的身體復原的進展讓主治醫師非常滿意，我的預後算是很不錯。巧合的是，大兒子在我手術當天，連打了數通電話回家，都沒人接聽，再打到他姨媽家，他表妹驚訝他竟然連自己媽媽動大手術都不知道。兒子一聽到消息，大吃一驚，連夜搭車南下，母子再在加護病房中相見，恍如隔世。兒子直怪我沒告訴他實情，差點造成遺憾，說到傷心激動處，紅了眼眶，掉下淚來。

我拉起兒子的手，放在自己心窩處，那裡頭有欣慰也有著深深的內疚。尤其一想到從小他就個性較爲溫厚，常常在和弟弟爭搶書本、玩具時，遭到弟弟不經意揮來的拳頭，而鼻血流滿臉，他也從不回手，只會哭著向我倉惶呼救，我就更加於心不忍。

當初我擔心會影響他唸書與考試的心情，我們故意隱瞞病情，不教他知道。那時覺得那麼做比較好，事後想來，覺得很不妥也很不該。還好手術成功了，萬一失敗，教他如何接受突如其來的晴天霹靂呢？

□

在加護病房住了幾天，雖然氣若游絲，終歸是撿回了一條命。因爲復原的情況順利，我就被轉入了普通病房。

在家中一直被告知我只是上醫院動眼部手術的母親，卻早就心生懷疑。在我手術及住加護病房期間，她就頻頻要求上醫院探視，卻都被弟弟技巧地托詞攔阻。聽姐姐說，母親一直抱怨，說和我同時上醫院檢查的那位同事動的眼部手術才一天就做完，爲什麼我卻得住那麼多天仍不能出院？到底我的眼睛出了什麼大毛病？此時我的病況已較穩定，姐姐和妹妹這才告訴她實情。她一聽，驚愕之下隨即老淚縱橫，嗚咽不已，然後急匆匆在妹妹陪伴下抵達醫院。

家人說，母親在病房中見我昏昏沈沈睡著，頭上已不復見捲曲長髮，青青的頭皮上只見一條怵目驚心的腥紅大疤痕，她撫著我的手背，就坐在床邊，默默垂淚。妹妹拿衛生紙替她擦淚，她更是哭得像個無助的孩子。

手術應該算是很成功的。親人、同事、朋友等等知道消息的人，紛紛趕來醫院探望我。聽同事後來說，當訓導主任宣佈我手術成功，已脫離險境的消息時，全校響起了一片熱烈的掌聲和喝采。因爲，數年前一位男同事腦部出了問題，有一天晚上，人突然陷入昏迷不醒，不幸兩、三天後就不治去世，引起同事的感傷、嘆息。這次我罹患了腦動靜脈畸型，大家心裡難免蒙上一層不祥的陰影，現在我的手術成功了，全校同感振奮而歡欣鼓舞！

失憶與失語

這時候的我，腦袋其實像一張早已寫滿了密密麻麻字跡的文件，卻出其不意遭水給淋得溼透，所有字跡變成模糊一片。當我想從這些字群中找出適當的字來跟外界互動時，卻無法從那些褪色、變形的字眼中認出何者才是確切無誤的。

正當大家爲我慶幸，醫師所預測的不良後遺症狀沒有出現時，醫師要照顧我的姐姐和妹妹每天讓我讀報紙，他們這才發現，我的認知能力大有問題！而且，手術後，平衡神經嚴重失衡，手腳自然行動不便；視力也有差錯，我的左、右眼聚焦不一致，每個人的臉，在我看來就像畢卡索的抽象人物畫，臉上的五官是扭曲不對稱的，報上的字看起來更是隱隱約約，若隱若現，字根本認不來，無法正確發音。

轉入普通病房第二天，有位語言復健師到我病房來，唸了幾個很簡單的英文句子，讓我辨認，我一臉茫然，不要說以前學過的英文單字都忘了，連中文，我所認得的字也只剩四個——那是我兩個兒子的名字啊！它們早被深深刻劃在我心版上，再怎麼抹也抹不掉的。復健師安慰我，叫我放心，必要的話，他們會將我轉介到較專業的醫院相關科別去門診。

主治醫師說，我的腦動靜脈畸型的位置，較靠近語言記憶區，所以失憶與失語的症狀比較嚴重。

除了認不出字，我還有其他障礙。由於手腳不方便，頭重腳輕，再加上人有氣無力，大多數時間當然是躺在床上休養生息，偶爾姐姐和妹妹才會用輪椅推我在病房外的走廊透透氣，散散步。我的病床前有架電視機，醫師要我也看看電視，學學說正確的話。可，我一點也沒興趣，因爲，我完全看不懂字幕，聽不懂演員或記者說的話，對他們的比手劃腳也無從理解。妹妹後來告訴我，那段時間，我不僅聽不懂別人的話，還常常答非所問，辭不達意，甚至語無倫次也不稀奇！

剛開始，在醫院照顧我的姐姐，在我從加護病房轉入普通病房時，見我一副癡傻茫然的模樣，心疼地對我說：「我是大姊噢，認不認得？你記不記得我的名字？」我呆呆地看著一臉慈愛笑意的她，因爲答不出來，不好意思地搖搖頭。她接著說出自己的名字，像教幼兒叫爸爸叫媽媽一樣，要我跟著說。我看似聽懂了她的話，可，從我嘴裡說出來的卻是一個她聽都沒聽過的名字。而當妹妹告訴我，她是「阿娟」時，很奇怪地，我叫出來的，反倒成了姐姐的名字。

那時候，所有從我耳朵輸入的言語，經過我的大腦辨識、整理一番後，再從嘴巴輸出時，那些字彙全都不一樣了，連醫生也說不上來爲什麼會這樣。

可是，對我兩個兒子的小名，我倒是琅琅上口，一點兒都不含糊，絕不會叫錯。我不時會問姐姐和妹妹：「ㄑㄧㄤˇㄑㄧㄤ˙（強強）呢？ㄉㄧˇㄉㄧˊ（弟弟）呢？」他們會慢慢告訴我兩個兒子的近況，我呢，也不知道到底聽懂了沒有，只一勁兒頻頻點頭說「哦」，表示自己好像眞的了解他們的談話內容。

聽說有一次，好幾位同事到醫院探我的病，他們問起妹妹，我住的病房一天要自付多少錢，妹妹詳詳細細爲他們解釋說，一天大概四、五千元左右吧；我躺在床上安安靜靜聽他們的對話，其實也並沒有完全聽懂那些談話的意義。訪客走後，妹妹扳起她的五個手指頭，一字一句爲我說明，我聽了，就只會反覆問她：「一天一毛錢噢？」這四、五千元和一毛錢之間，還眞是「差之毫釐，失之千里」。我這樣沒什麼數學概念的話語，惹得妹妹不覺失聲笑出來，但妹妹後來說，她那時也爲我的疑似失智而頗爲擔心。

□

見我的理解與口說能力不太好，復建師每天帶來英文字母卡及幼兒看圖學說話的畫冊，來幫助我重新學習，希望能喚醒我那處於休眠狀態的記憶能力。每次我注視著字母或畫冊上那些圖片，都會有很強烈、似曾相識的熟悉感，我拚命想來想去，卻毫無頭緒，我就是怎麼也記不起來，更無法正確地說出來，那些字母及畫冊上各種水果、日用品和室內傢具等物品的名稱。明明我曾耳熟能詳的那些符號和圖畫，可是與它們相對應的名字，卻似乎一夕之間全在我腦海裡失去了蹤影。

那種腦袋中彷彿一無所有，沒有能力和外界聯繫、溝通的狀態，讓我非常著急和喪氣。當我表達自己的意願或認知時，有時候，我嘴巴說出來的和心裡所想的往往是兩回事。當醫生指著圖片中的玻璃杯，提示我那是用來喝水或牛奶的什麼東西時，因爲常在病房看到，我不假思索，立刻脫口而出道：「電話！」天可憐見喔！我心裡想的明明是杯子，奈何心、口不相連，哎，大兵遇秀才，有理一樣也說不清。醫師再指著電話問我，我的腦子依然當機不靈光，怪的是，我竟能雜雜碎碎說出，那是拿來和離自己很遠、不能當面講話的人使用的東西；可，它叫什麼名字呢？我抓頭搔耳，費勁兒思索半天，還是想不出來。妹妹在一旁暗示我，先前我自己講過的那個名字啊！我興奮地馬上接口說：「杯子！」

很有耐性的復建師，伸手再指向玻璃杯，對我說：「這是杯子喔，來，我們用杯子裝牛奶給你喝，好不好？」妹妹朝我高興地說：「快跟醫師說『好』。」

看到妹妹好開心，我不禁也興高采烈地點頭如搗蒜表示同意，可是，我嘴巴冒出來的卻是淸淸楚楚兩個字：「不要。」在病房裡的人，個個都被我那口是心非的幼稚言語和動作給逗得笑翻了，聽到他們的哄笑聲，我納悶不解地看著每個人，不明白他們爲什麼對我答應喝牛奶這件事覺得這麼好笑。

□

這段彷彿重返幼兒智能啓蒙期的時日，我卻無法像完全無知的小兒般，透過先 Listen 再 Repeat 的「模仿方式」來學習說話、認字，把所學到的語詞一個一個鍵入宛如一張潔淨白紙般的腦海裡。這時候的我，腦袋其實像一張早已寫滿了密密麻麻字跡的文件，卻出其不意遭水給淋得溼透，所有字跡變成模糊一片。當我想從這些字群中找出適當的字來跟外界互動時，卻無法從那些褪色、變形的字眼中認出何者才是確切無誤的。而主管我記憶的神經元，總老像接錯線一般，那情形就如同碟影機連通到電視機時，影、音的線路接錯了位置，傳聲系統無法正常運作，而螢幕上也看不到任何影像。

人腦神經系統的細緻、複雜，神奇也就在此！大腦功能一旦受創、失常或者喪失，人就無法正常思考、記憶、理解、分析，那時，失去了人的尊嚴、智慧，就無異於其他動物，甚至植物了。人腦的重要性不言可喻，也是人類異於其他生物而得以號稱「萬物之靈」的關鍵。醫學上，不正是以「腦死」爲判定人體眞正死亡的依據嗎？

□

就這樣，指鹿爲馬，張冠李戴，乃至牛頭不對馬嘴的說話、認知方式，持續了好幾天。漸漸的，我辨別圖卡的能力每天都有一些進展，從說出一個正確的名稱，慢慢增加成兩個、三個。我努力地跟著復健師及姐姐和妹妹學習認識英文字母圖片名稱，等我說錯的圖片、字母愈來愈少，正確的日漸增多時，我的信心才一點一滴地恢復過來。

姐姐和妹妹爲了恢復我認字的能力，每天教我讀一些單字，就像幼稚園老師教幼兒看圖、說話、學認字的啓蒙教育一樣，說話速度還必須放慢，否則，我的學習能力是跟不上的。曾經，爲了向醫師表達我對他們救命的敬意和謝意，一句感謝的話——「X醫師，謝謝你救我的命。」姐姐教了我老半天，我才學會，可是，在隔天醫師來巡房時，除了稱呼外，我依然沒辦法完整地說出那句感謝的話來。

來探望的親友、同事或學生家長，爲我帶來我一向喜歡的點心、蛋糕，讓我開心，誠意感人。他們也迫不及待要我一一指認他們，要我寫下他們的名字。那些面孔在我來說是熟悉的，固然沒錯，但要我一一叫出姓名來，就困難了，尤其還要寫出來，更是做不到。有時候，他們好意寫出名字，再要我唸出來，我也只能無奈地搖搖頭。

□

認不出字，說不出意思完整的一句話，表達能力的嚴重喪失，使我意志消沉。再加上理了光頭，覺得自己不像個女人了，心裡很是自卑。

別小看頭上那些「煩惱絲」！除非那些眞正了悟、看透人世間一切眞相的出家尼，爲除煩惱而去「絲」，平常，一個女人誰會沒事去理個大光頭！那種感覺，很像被強迫脫光衣服般很沒尊嚴，而爲了活命，爲了動腦部手術，我又不得不！

母親向來信佛虔誠，又頗了解我，安慰我說我看來有份莊嚴法相：「說不定你上輩子是個出家人噢！」

有位要好的朋友，甚至還讚美說：「你理光頭很好看！我也眞想去理呢！」我知道她故意逗我開心，但也不免破涕爲笑。

我既期待別人來訪，卻更怕他們出題考我。也許大家都太心急了，心急於治療成效的呈現，迫切希望我能快快痊癒，快快出院，快快回工作場域，快快重返我生活的正規常軌。可是腦部被大肆翻攪了一番，一個精密而又複雜、細緻的組織器官被重新整修、翻轉過，要再就定原位，重頭正常運作，當然得有充分的時間。

□

即使動完手術至今已經好幾年了，一半是因爲年紀漸增，腦力逐漸會衰退，另外則因爲曾經失憶、失語，我的理解力和記憶力大不如前。如今，偶爾在聽別人說話時，我腦子一樣會出現「短路」現象。寫這本書時，我書桌上都得擺著字典，隨時逐字逐句查閱那些單字或語詞，可是錯別字仍然很多，有些字詞還錯誤得很離譜、好笑呢。

不是有句話說：「欲速則不達」的嗎？用來描繪腦創病人的復健進程，是再貼切不過了。腦功能的回復，是很緩慢的，是每天點點滴滴慢慢逐步累積起來，絕非一蹴可躋的，這點，醫師和病患家屬都必須有所體認，愛心和耐心是病患所最需要的，否則，操之過急反倒會弄巧成拙得不償失的。

墜入了恐慌症的深淵

手術前，丈夫所有刻薄的作爲，在我潛意識中留下的陰影和負面情緒，因爲自己刻意壓抑而隱伏在我心靈的深潭裡。此刻，導火線的引信一經點燃，全都伺機蠢蠢欲動。在這種身心雙重煎熬下，我開始一步步墜入了「恐慌症」的深淵。

感謝手足情深的姐姐和妹妹，爲了我的病，放下手邊的工作及各自的家庭，兩人輪流在醫院中照顧、陪伴我。在我住院期間，丈夫只到醫院陪我一晚，加上和我感情還算不錯的小姑來看護我一天外，其餘時間都是娘家姐妹在東奔西跑。怕我有心理負擔，姐姐還自我調侃說：「我到醫院照顧你，反倒像是在渡假呢！在家裡，我可得照顧三個人

（姐夫及兩個外甥）的噢！」當然，這一切都得感謝姐夫的成全。

在台灣，結了婚的女人，處境眞是不堪聞問。法律上的相關權益，全屬夫家，娘家人無權置喙，平日爲冠上夫姓的兒女辛苦勞累、還要孝順公婆（孝順自己父母，有時夫家還挺不高興，說你賺錢拿回娘家）；等到生了重病，出了狀況，心急、擔憂而會伸出援手的，反倒是娘家親人。生了一場大病，讓我更加感謝母親，還好，她生養了幾個女兒，讓我在生病住院時，不致孤單無援。

專業看護沒什麼不好，在某些情況下，有時非得僱請看護不可。但是，自己的親人到底比較貼心、體己。姐姐和妹妹知道我愛乾淨，每天都會不厭其煩爲我擦澡或洗澡，務必讓我全身舒暢，心情才能愉快；精神好，復原才會快。而且，每天打的針劑很多，形成我肌肉的僵硬和疼痛，他們也會體貼地爲我熱敷按摩。至於衣物的保暖、換洗，進食是否衛生、合乎營養，她們也都會細心兼顧，至於教我閱讀認字，更是耐性十足。平常就姐妹情長的我們，在住院期間，彼此相互扶持，感情更加深厚。

那段期間，丈夫一直非常忙碌，偶爾也會到醫院探望一下，匆匆就走，但大家都很體諒，沒有苛責他。大兒子也常常從學校打電話關心。小兒子更是貼心，他怕媽媽病中仍會操心他，每天出門上學前與放學回家後，都會打電話報平安。他父親忙得終日不見人影，他一人在家，生活起居得自行料理，溫習功課，得自己負責，關心的同事好意接他同住，他加以婉拒。沒有媽媽在旁嘮叨、督導他，正是他學習獨立的好機會。我自己在醫院裡，凡事得仰賴他人照顧，卻仍暗暗擔心，希望丈夫能保重自己身體，不要過勞，開車尤其要小心，不要開太快，不然出狀況的話，我自己都已泥菩薩過河，自身難保了，兩個兒子叫他們如何是好？佛學上，勸人要懂得放下，可是，身在紅塵，爲人父母，責任若猶未了，又如何能心安而輕鬆放下？

□

在姐姐、妹妹用心盡力照拂下，我的身體日有起色，儘管識字能力還待加強，情況也已經很令人滿意了。半個多月後，醫師答應讓我出院了，全家都很高興，醫院終究不是個適合久待的地方。而醫師看我精神不錯，氣色也愈來愈好，說我大約再過幾個月，不用一年就會回復健康。

出院後，家裡人上班的上班，上學的上學，公婆又因爲要照顧小叔的孩子，無法前來家裡陪伴，丈夫於是決定把我送到我妹妹家療養，由妹妹幫忙。

妹妹家在鄉下，距我家約有二十分鐘車程，不算遠。她那裡地方大，空氣也好，很適合調養身體。尤其她有一個開明又寬宏大量的公公，不但不計較，還特別吩咐妹妹要好好對待我。妹婿的母親在生他時就因血崩過世。當時醫療設備不像今天這麼發達、進步，產婦大多在家中分娩，因此，有緊急狀況往往也來不及處置。妹妹的公公自責對妻子照顧不周，即使家中田產需要更多人手，四個年幼的子女也亟需照料，他卻獨自扛下父兼母職的重責，從此不再與人論婚娶，還茹素長達五十年之久。想當年喪偶之時，他正是三十出頭青壯之年，對妻子的情深義重，讓與聞者莫不爲之懍然，紛紛封他爲「瀕臨絕種的稀有動物」。在他家那段時日，老人家常陪我聊天、說話，我們成了忘年之交，我們曾相約，等我病況更好時，教他二十六個英文字母，他就心願足矣！可惜，在我康復後，他老人家竟罹患了老年痴呆症，我也留下了一個未竟的遺憾！

在妹妹家養病期間，每天早上，我都會在母親或妹妹的攙扶下，在庭園中散步，呼吸新鮮空氣，稍後再進食，服用藥物。可能因爲藥物有鎮靜舒緩的成份，我白天昏昏欲睡的時候較多，上、下午都會有一次的補眠，剩下的空檔，精神若足，有時我會再學習認字，或寫寫之前學習過的「隸書」。此時，我會認的字已逐漸增多，沮喪的感覺不再那麼強烈了。

養病的日子，我過得安穩而舒服。間或仍有同事、友人或學生及家長來探病，大家都覺得我進展良好，復原的時間說不定比原來的進度提前。不想，卻又發生了一些波折，先前的努力不但化成泡影，還徒然生出另外的症狀。

□

丈夫在我回到妹妹家的第一個星期，利用時間來探看了兩次。他在一次來訪時，因談及小兒子的教育問題，兩人看法歧異，他竟大發雷霆，怒不可遏，眾人滿頭霧水。當時在場的母親、姐姐、妹妹甚感驚訝，不明白他何以要大拍桌子發脾氣，全然不顧自己身在妻妹家中，她還上有公公在。

事過境遷後，證諸當時他的言行，他不過是藉機借題發揮罷了，眞正的原因，他自己應該心裡有數。大發脾氣後，他開車絕塵而去，從此，把我留在妹妹家，對我的死活不聞不問，不但不到妹妹家探看，連撥個電話花幾秒鐘問一問情況都吝於施捨。如此持續了近一個月。

看著丈夫氣沖沖離去的背影，依多年夫妻相處的經驗，我心裡很清楚，他又會以冷漠的精神虐待模式來折磨我。可是，我心裡總有一絲殘存的希望，心想：自己僥倖撿回一條命，在那種猶仍奄奄一息的景況下，他不至於那麼殘忍，那麼沒人性的，好歹，生個幾天氣，應該也會氣消了。何況，大家實在弄不明白，沒人得罪他，他到底在氣什麼？他不但莫名其妙生氣，還對重病妻子的生死毫不在乎，連妹婿都忍不住起疑：「他在外面是不是有女人？」所有人這下才領教了他脾氣的威力和性格的奇特。

對於丈夫種種涼薄的言行，此時，妹妹才將之前親身耳聞、目睹的經過，一一告知母親，母親傷痛之餘，對他的無情更是動怒！娘家親人也爲我不平，妹妹打電話把情況告訴丈夫最要好的朋友——電腦公司的經理，請他轉達「打算如何處置、對待姐姐」的訊息，經理也覺得他的作爲簡直不可思議，答應勸他來探望我。妹妹當即告訴他：「不要說我姐姐不想見他，連我都不想見他！」

而我，一邊是丈夫，一邊是深愛的娘家親人，我既心痛也心寒丈夫對我的寡情，更無法也無力向娘家人釋疑。手術前，丈夫所有刻薄的作爲，在我潛意識中留下的陰影和負面情緒，因爲自己刻意壓抑而隱伏在我心靈的深潭裡。此刻，導火線的引信一經點燃，全都伺機蠢蠢欲動。在這種身心雙重煎熬下，我開始一步步墜入了「恐慌症」的深淵。

□

一般沒病沒痛的人，大都不能深入了解病患的痛苦。身體上的疼痛、不便已使病患煩悶、恐懼，而心靈上的脆弱，更使他們對周圍他人的言語、動作敏感，不經意的一句話，不小心的一個動作，有時候都可能刺激到病患，而加深他們病情的惡化，無端減弱了療效，反拖長了療程。

而屋漏偏逢連夜雨，正巧一位母執輩的親友聞訊，到妹妹家探視我，順口問起丈夫關心我的程度，母親無奈地喟嘆道：「也不知道在忙什麼？已經三個多禮拜過去了。人沒來不打緊，連一通問候的電話都沒有！」

那位親友一聽，很直覺地脫口而出：「唉喲，他是不是外邊另外有女人？」停頓一下，上下打量我一番又繼續說道：「你太瘦了啦！他沒辦法滿足，只好去找別的女人。」

我自卑地低下頭垂著眼，心裡苦苦哀叫著：「我不是很喜歡瘦，也不是故意要瘦的！」

很多人說我瘦時，言語中暗指我蓄意節食才會這樣。我從高二開始就有胃疾，北上唸大學，母親總不忘在我行囊中放入胃藥。大學一畢業，回南部家鄉教書，又嫁作人婦，緊張忙碌的生活，更使我有嚴重的胃下垂，所以我養成了少量多餐的飲食習慣。但別人只看到我「少量」，卻少能了解我「多餐」，尤其我雖嗜食蛋糕、麵包類，奈何胃疾之外，我的腸吸收能力又差，豈能不瘦？再說，假如因爲我瘦，丈夫就要變心外遇，我婚前就瘦，現在拿來當藉口，這豈非欲加之罪，何患無辭？送走客人後，我哭泣著告訴母親，我再也不需要這樣的訪客來探望，不但於病情無補，還造成自己心情的低落和痛苦。

而在那件事後不久，我又接到了一則令我震驚且傷心的消息——我們學校的家長會長自縊身亡！

當時學校家長會的會長，是位經濟情況不錯的營造業人士，對學校教育熱心支援。我在他家擔任家教兩年餘，直到臨入院手術前不久才停止。他的兩個女兒，功課雖不是很好，卻也乖巧聽話，常會向我訴說彼此心事，師生感情很融洽。會長待我也很尊重，他對學校教職員原來就極客氣又誠意，爲人又慷慨大方，在學校師生間也普獲好評。記得在我動腦部手術前一個多月，他還特地爲歡送舊校長迎接新校長而辦了一個宴請全校員工的餐會。餐後，他特別留步，和我談及打算送兩個女兒到國外就學的計劃，殷殷探詢我的看法。我因爲沒有相關經驗而無法向他提供任何具體的意見。而最叫我難以接受和想像的是：他身亡前兩、三天，夫妻倆才帶著兩個孩子到妹妹家探視我！他去世，兩個孩子該如何是好？

聽同事說，他是因爲遭逢建築業極端不景氣，以致資金週轉不靈，無法突破困境，才出此下策走上絕路！望著他幾天前才坐過的座椅，再想到一個身強體壯的人，沒病沒痛沒意外，卻已是天人永隔，音容不在，我不由自主感到一陣毛骨悚然，對他身亡的事實，簡直不敢相信！天有不測風雲，人有旦夕禍福。人生無常，世事難料。生死之間，無以預測。這個不幸的消息，在我內心激起極大的震撼，除了對生命的不確定感，更覺惶恐迷惑外，對自己未來的掌握，似乎也更感到無能爲力！

□

有一天晚上，我和妹妹說著話。說著說著，情緒一激動，只覺腦門一緊，突然一陣酸痛，心臟的血液一時好似壓縮不出來，人一慌，手腳竟急速冰冷，人也坐不住，彷彿一直往地底深洞墜落下去。我好像又看到病魔在身旁飛舞，而死神更隨侍在側，伺機隨時召喚我。我於是覺悟到自己依然危機四伏。那種恐慌的感覺，在多年後的現在回憶起來，仍不免黯然神傷，在當時，我覺得自己當眞是「生不如死」啊！肉體上的傷容易處理，那心靈上的痛呢？除非喝下「忘情水」外，恐怕沒什麼解藥。

妹妹一看情形不對，除了火速灌我喝下熱開水，急促在手指、腳尖用力按摩，並大聲叫來妹婿，通知母親、姐姐，要趕緊送醫急診。

丈夫在友人轉告下前來，沒見到之前的兵慌馬亂情形，只看到我已安然無事，心下大約不甚以爲然。所以，後來在我斷斷續續發作，送醫掛號急診時，他竟冷言冷語反諷我是在「裝死裝活，博取別人的同情」。

他哪裡會明白？我就算眞的如他所言，是在「裝死裝活」，那我也不是爲博取「別人的同情」，我只是很可笑，很可悲，很執著甚至很荒謬、愚蠢地想博取「丈夫的愛情」！我的丈夫，自始至終，從來沒認眞注視過我向他發出的「求援」與「求救」訊號，或許他看見了，但他故意裝作沒看見。

可能是習慣了他尖酸刻薄的言詞和嘴臉，更可能是我已慢慢了悟，他其實從頭到尾對我無愛，而漸漸能正視並接納這個殘酷的事實。我慢慢地也只會憤怒而不再傷心了。處在那種孤立無助的局面下，我終於了然：靠山山倒，靠人人跑，靠自己最好，從而我也開始學著以「逆來順受」的態度來接受病痛，以及和傷痛和平共處。只是，我不解，丈夫二十多年前對我所說的那些甜言蜜語、山盟海誓又是所為何來呢？

回家之後

他沒頭沒腦就扔來一個便當，毫不掩飾他的不快和輕蔑，冷著一張臉開口就說：「如果現在有人要照顧你，我會放手。」

母親說，丈夫家人太寵他，造成他唯我獨尊、傲慢自大的個性，再加上娘家這邊太體諒他，凡事爲他設想周到，才會讓他逃避了爲人丈夫應盡的責任。在我生活能力稍有改善後，便力勸我回自己的家，讓丈夫承擔自己的責任，想辦法照顧我。

那時候，妹婿家族中人也警告妹婿、妹妹，小心吃力不討好。我時不時就恐慌發作，得上醫院急診，他們擔心，萬一我有個三長兩短，得不到感謝也就罷了，搞不好反遭婆家責怪，豈不冤枉？

我一方面不想爲難妹妹，再方面我也想，自己應坦然勇敢面對自己的婚姻困境才是。於是我回到了自己的家，讓丈夫照料我的生活。

以丈夫儉吝的個性，他當然不願多花錢請人在家照顧我。但，我的飲食起居仍需要別人協助，因此，我得拖著不便的身軀，戴上假髮，跟著他到處奔跑，以方便他能就近照顧。可是，我卻無法眞正休息靜養，不到一個月，身體就吃不消，只好被迫自己留在家養病。

我知道，老想依賴丈夫，只會更加深他的不滿和不悅，所以勉勵自己要振作，盡量不要麻煩他。

□

爲了克服恐慌的心理，我把無線計程車的電話號碼黏貼在電話上，以便身體一不舒服就能馬上撥電話叫車上醫院急診；手腕上繞著紙條，上頭註明姓名、病況及聯絡電話。凡此種種措施，都是爲了自救。我丈夫對我這些行徑不耐煩到極點，認爲我是怕死怕到了幾近神經質的地步。

有一回，我恐慌症狀發作，他很不情願地把我載到醫院後，無視於我一臉驚慌，全身顫抖，牙床嗝嗝作響，當著醫護人員的面就數落我：「死，有什麼好怕的？就像買票上車，到站了，就得下車。」臨了，還不忘嘲弄一句：「時候不到，死不了的啦！」

爲了安撫自己慌亂不安、起伏不定的情緒，我聽從母親的建議，嚐試一遍又一遍反覆地聆聽佛經、佛樂，心情逐漸平穩寧靜下來，也往往深受感動而流下懺悔的淚水。母親素來信佛，她說我是前世業障，今生才得承受這等苦楚，必得償還累世積欠的債，才能修得正果。我雖不信這樣的說法，但不忍拂逆母親的用意，也只好勉力爲之。

□

儘管我努力調適自己，希望自己能早日獨立，丈夫卻早已對料理我的三餐十分不耐。有一天，他也不知道在外頭受了什麼人的氣，被誰觸怒，一回到家，沒頭沒腦就扔來一個便當，毫不掩飾他的不快和輕蔑，冷著一張臉開口就說：「如果現在有人要照顧你，我會放手。」

啊？他在說什麼？

對他突如其來的言語，我一時愕然。我二十多年的青春歲月，竟只是個爲他傳宗接代，免費滿足他生理欲求的女人？現在，我身體垮了，失去了健康，沒了利用的價値，就該被羞辱，被丟棄嗎？他講得一副理所當然的樣子，我卻聽得滿腔熱血沸騰。

憤怒使我雙手不自覺地發抖，我的屈辱已幾近崩潰邊緣。

爲了不在這個冷血殘酷的男人面前失去更多尊嚴，我咬著牙強忍即將溢出眼眶的淚水，抑止住洶湧澎湃的思潮，一口一口挾起飯菜往嘴裡送，卻發現飯菜已變涼，早就失去了滋味。

放下筷子，我聽到自己低沉、冷冽的聲音一句一句穿透耳膜，飄散在空氣中。

「我不是東西，可以用、很好用時，你要；現在不好用，不能用了，就由著你隨便丟。這世界上，不會有那種男人要我的；就算有，他從沒享用過我的好，我也不忍拖累他。不管有沒有人要我，我都會要我自己！」

我定定望向他，感覺自己的眼神像兩把鋒利的刀，正以雷霆萬鈞之勢飛快地射向他，恨不能將他碎屍萬段，然後掏挖他那殘忍冷酷的心，看看它到底是不是血肉做的？

□

後來我常想，當時如果我不是重病在身，手無縛雞之力，連說話都不能大聲、用力地講，更不用說掄起拳頭和他肉搏拼鬥，相信我可能也會一時失去理智，犯下嚴重的殺夫罪行。而他趁我重病之際，落井下石，又豈是什麼男子漢大丈夫應有的行徑！在這場爭鬥中，就算他贏了，不也是勝之不武，又能有什麼好得意的呢？

在感情的世界裡，眞愛是會在你落難時，覺得不忍、心疼、憐惜的。當一個男人的心已不再爲你柔軟時，如果還不離開，除了爲自己招來更多的羞辱外，還會剩下什麼？只是，以我當時復原的情形，我又如何邁開我沉重的步伐？看來是只有繼續忍受他的無情對待了。

怕母親及娘家親人操心，我不敢告訴他們我的遭遇。和丈夫的關係更形惡劣，雖同在一個屋簷下，夫妻早形同陌路。而丈夫更順理成章，不再爲我準備三餐，更藉故不再帶我到醫院做每個月固定的回診。我對丈夫是否有外遇的疑慮日益加深，內心的憤怨更是與日俱增。我變得更加疑神疑鬼，老怕丈夫在家中飲水下毒，讓我死得不明不白；同時，每一思及自己二十多年的婚姻，竟只是「與敵人共枕」一場，我更加如驚弓之鳥，時時處在風聲鶴唳，草木皆兵的驚恐之中。

□

我知道自己病得更重了，不但身體病了，心理失調了，連精神都要失常了。那時候，晚上常常睡不著覺，總是惡夢連連，老夢到有人在背後拿刀追殺，欲置我於死地，情急之際，會不由自主失聲尖叫驚醒過來；白天，自己一個人關在家裡，更是常陷入憂傷、沮喪等負面情緒的泥沼裡。

孤獨、絕望的心情，使我在「殺人」與「自殺」的矛盾、衝突間來回擺盪。人前，我維持一貫平和、無事的姿勢，沒有人了解我內心深沉的悲痛。同事、朋友更不知道，我除了肉體遭遇有生以來最嚴重的打擊外，婚姻也正面臨前所未有的風暴。我總想，就算我們之前的婚姻生活吵吵鬧鬧，爭執不斷，可是，我們還是可以重頭再來，只要我們之間仍有一絲殘存的愛意，雖然那需要彼此花費更大的心力。

丈夫在丟完便當後所說的那些放手的話，讓我那一點點僅存的想望終告破滅。

我不想找人訴苦，也不習慣訴苦。感覺自己正如汪洋大海中一艘殘破的小船，狂風暴雨正排山倒海掀起漫天巨浪，要將我襲捲、吞沒。我沒有將自己婚姻生活上的困境向主治醫師言及，我以爲那是一件很丟臉的事，而且深恐引起旁人不必要的誤會！

還好，我的主治醫師在聽完我主訴的那些恐慌、憂愁和沮喪、失眠的症狀後，以他的職業敏感，馬上將我轉診到精神科，做適當的診治，我也才得以從精神崩潰的懸崖邊脫逃，不致粉身碎骨。

□

現在回顧我整個就醫的過程，我了解到，醫師所面對的不只是病人身體上那個病，或說生了病的那個器官而已，他們所要治療的其實是那個生了病的人，也就是擁有生病器官的那個人。換句話說，醫師不只是「看病」，而應該是「看病人」。病患的思想模式與生活態度，或多或少都會影響療程的長短及效果。而病患本身，更應養成多方據實以告的習慣，使醫師對我們的病情能做全盤的掌握，開出最精準的處方，達到最徹底的療效。

以我來說，幸好我的主治醫師行醫經驗豐富，適時把我轉到精神科診治，我也才及時發現自己罹患了憂鬱症，從而能做妥善的後續治療。

當然，醫師要完全進入患者的內心，有其實際的困難，如果能透過病友團體的從旁協助，以同病相憐的同理心，提供對抗疾病的經驗，對紓解病患的恐懼、痛苦，絕對有一定程度的助益。可惜，在我當時醫治、療養病疾的期間，好像還沒有類似「腦動靜脈畸型病友會」的存在。

抗癲癇下的輕笑

多數人，不管男人或女人，包括我，都不是「無情」，而只是「無能」，無能應付突發的困境。身爲病患家屬，他們比病患還恐懼，還無助，以致無力承擔那些隨著困境而來的壓力和重擔，於是，他們只好選擇逃避。

在精神科醫師面前，我像個受了萬般委屈而又百口莫辯的孩子，眼淚如斷線的珍珠般淌個不停，哭哭啼啼道不盡自己在婚姻中所受的種種不公平待遇。我斷斷續續訴說著，我如何在新婚後就因沒有把薪水袋交給公婆而不但得不到公婆的疼愛，也失去了丈夫的歡心，丈夫說，媳婦的薪水袋交給公婆是他們的習俗，我讓公婆在外太沒面子，就此不跟我同床而眠，讓我受盡冷落滋味！

醫師聽完猛搖頭嘆息，說：「你丈夫擺臭臉給你看，是因爲他希望你把薪水交出來，而且要『自動』交出來。」

好個「自動」交出來！我懂了！臨結婚前，丈夫「主導」一切地告訴我：婚後，他的薪水全數（包括外快）要交給他父母，我的薪水留起來，以備小家庭將來的開銷，包括孩子的教育費和買房子用。他從小家境清寒，人倒很用功上進，我深愛他，能體諒他，對這樣的安排雖然不是很滿意，也可以接受，心想先苦個幾年，等他弟妹都長大了，苦日子就會過去。怎地，言猶在耳，規則是他定的，說改就改，說變就變，還要被扣上讓公婆在外沒面子的帽子，這是什麼道理啊？他哪裡是愛我？

二十多年前那個不解的心結，在我胸中愈纏愈緊。

現在，我明白了，我終於明白了。那個男人，那個說愛我，也很有擔當地說，天塌下來會幫我撐住，不叫天壓到我的男人，他之所以猴急地在服役之前要把我娶過門，原來，他愛的，他娶的，不是我，只是那份薪水袋！難怪！難怪在他去服役時，我帶著出生未久的大兒子，回到離任教學校較近的娘家，獨自賺錢撫養孩子時，沒有得到丈夫和婆家任何經濟支援也就罷了，卻還要被夫家說成是賺錢回去供養娘家！

就爲了博得公婆的疼愛和丈夫的歡心，往後，領年終獎金時，我就無視父母養育自己的恩情，只忙著拿獎金孝敬公婆，還要求父母體諒女兒的無奈和無力；而懷孕挺著肚子時，下了班，還趕著到公公朋友家兼家教，能做的就盡量做，到頭來，我畢竟是無能扮演丈夫那個高標準的好媳婦、好太太的角色。

多數人，不管男人或女人，都像前文所提到的那位遺棄植物人妻子的醫師一樣，包括我，都不是「無情」，而只是「無能」，無能應付突發的困境。身爲病患家屬，他們比病患還恐懼，還無助，以致無力承擔那些隨著困境而來的壓力和重擔，於是，他們只好選擇逃避。是的，他們絕非「無情」，他們只是「無能」，以致沒有了肩膀。

□

精神科醫師要我擴展生活圈子，不要封閉自己，同時多運動，還開了「百憂解」的藥物給我服用。

抹掉臉上的涕淚，我站起來走出門診室，開始往我所要的方向走去。

那個時候，我頭蓋骨上的傷口已結疤癒合，我好安慰可以把頭髮留長了。然而，有一天，我第一次試著接電話，才驚覺自己左耳竟然無法接聽，即使電話那頭的聲音不大，卻仍像有人拿尖銳物品用力擦刮玻璃般猛烈刺激著我的耳膜，讓我消受不了，而且也開始出現耳鳴現象，讓我困擾不已。

更糟糕的是，有時候，我會腦血管忽覺一陣緊縮、刺痛，而後嘴一歪，不但說不出話，嘴角還會不自覺淌下口水。自出院以來，我一直在服用抗癲癇的藥物，這也是動過腦部手術的患者必須服用的，醫師說我的狀況算很輕微了，有些症狀嚴重的患者，還會緊咬牙關，全身抽搐不止，甚至倒地不起的。

可是，叫我害怕的是，我的傷口並非表面完整，而是凹凸不平，有五個深陷的裂口。第一次摸到那五個有如骷髏頭眼凹狀的裂口，我差點兒驚叫出聲，以爲自己頭蓋骨內出了什麼變化。醫師解釋說，那是因爲打開頭蓋骨時，先要用電鑽鑽出五個定點，再用線鋸在每兩個定點間，一小段一小段切開頭蓋骨，因爲頭是圓體狀，無法用手術刀一刀切到底，所以那五個在傷口處的定點，再也無法完整密合而深陷。醫師還警告說，手不要亂揉那五個凹口，免得裡頭用來固定頭蓋骨的鋼絲斷了，那可會有大麻煩的。聽得我冷汗直流，因為有那些傷口，往後我大概也只有斷了燙捲髮的愛美夢。我現在留直髮，不是為了裝年輕，只是個不得已的唯一選擇。

服用精神科醫師開的藥物後，我的情緒稍有改善，可是，醫師到底不能為我的婚姻狀況做什麼建議和決定。

□

我對丈夫是頗不諒解的，也充滿了怨恨，認為自己的恐慌和憂鬱症狀都是因他而起，若不是他的冷漠無情，我哪會陷入情緒萬劫不復的悲慘境地？

一直到有一天，母親得空，來家裡探視我。她看我精神不是很好，便要帶我到家附近的一座小公園走走，我以體力可能不夠為由加以推卻，可，她執意要帶我出去透透氣。不忍拂逆她的好意，我也只好勉強換上軟布鞋，由她陪著外出，只是，那不過百來公尺遠的地方，在我看來卻像迢迢千里，走起來竟覺相當吃力。才緩緩踱到公園邊，我就體力不支，幾乎站立不住而倒地。她一看情形不對，剎時驚慌失色，由路人協助，趕緊打電話叫計程車上醫院。

她一直以爲，過了一段時日，我的病情應該更有起色，怎麼先前的症狀不見改善，反倒更形嚴重，我不敢把丟便當的事情告訴她，怕她生氣、著急。聽到她關心的詢問，想到丈夫的無情對待，在醫生和護士面前，我禁不住失態地當場哭泣起來，母親更是心急地直追問原因，卻也紅了眼眶說：「不要哭了，哭了傷身體。」

一旁行醫經驗豐富的醫師見狀，告訴母親說：「歐巴桑，不要緊，讓她哭，讓她哭。」他必然知道我內心有傷，而那傷痛需要宣洩。

等到護士處理好，醫生意味深長地對我說了一句：「你太執著了，不要太執著。」隨後還拿了一本佛書，要我回家好好看一看。注視著書面上「一切皆空」四個大字，抬頭看著面前這位善心的醫生，我腦海忽然靈光一閃，眞是當頭棒喝，一語驚醒夢中人！

唉！眞是當局者迷，何苦來哉？這麼長一段時間以來，怎麼還老是執迷不悟呢？我爲什麼執意握著一個觀念，一個想法，乃至一個人不放呢？一個人非得某個特定的人來愛，才快樂得起來嗎？才活得下去嗎？人生才會有意義嗎？喜、怒、哀、樂，悲、歡、愛、憎原是個人主觀的情緒感受，我讓自己隨著別人的指揮棒在起舞，是自己把情緒的主控權交到別人手裡的，怎能怪罪別人呢？別人擺臭臉，由他去擺，變醜了，他自己難看；別人愛生氣，由他去生氣，氣壞了身體，是他受罪，又干我啥事？豈可任由自己讓別人的情緒擺佈？

我輕輕笑起來，悄悄拭去臉上的淚痕，在心裡告訴自己：「我要活下去，我要勇敢地好好活下去，我若不振作起來好好活下去，豈不是太對不起那些盡心盡力搶救我生命的醫師了？」

第三部

生完病，發現自己不是那麼重要，也沒那麼偉大。平常日子裡，生活中大大小小的紛擾，本來就會影響我們對人對事的想法、看法和做法。這場重病，是我生命歷程中的最大轉捩點，它徹底粉碎了我對自己的看法，更擊垮了我對婚姻的期待。

愛的迷思

而不管是憑媒妁之言或自由戀愛結婚，女人多半也會發現，那個迫害自己的，不是別人，反倒是自己最親密的配偶。男人在父權社會裡，可以說是既得利益者，要他們自己放棄既得利益已是難上加難。

愛情不是一廂情願的犧牲、奉獻，更不是永無止境的付出。

現代的女孩子結婚時，家人會做什麼樣的叮嚀，我不知道，我沒有女兒，所以不必有這方面的想法和做法。我自己生長的年代卻是這樣的：女孩子出閣那天，家中父母及其他長輩都會這麼耳提面命：「著愛聽人嘴，才會得人疼。」（台語）意思是說，女人嫁入別人家當媳婦，要順從夫家的意思，才會得到婆家人和丈夫的歡心。

在台灣父權社會的思考模式下，女人從小就被灌輸要當個好女孩的思想，結了婚要當個溫柔體貼、善解人意的好妻子，以及懂得孝順公婆的好媳婦；有了孩子以後，更得當個善於料理家務、教養兒女的好媽媽。也就是說，從小女人就被要求具有三從四德，要當個賢妻良母，彷彿那是天經地義，不容置疑的唯一人生目標。而且認爲女人應有「嫁雞隨雞，嫁狗隨狗」的觀念，不管那雞、狗是不是良人。通常雞、狗是不是良人，婚前實在很難完全看得出來，人絕對是複雜善變的。假如婚後發現那雞狗是沒品的無賴之流，或是沒格的無恥之徒，女人難不成還隨他雞飛狗跳一輩子？在那種沙文主義的氛圍下，若出現了敢於違抗這種僵化思維的女人，不是被抨擊、撻伐，就是被視爲異端邪類。

□

幸運的是，現代人的思想、觀念改變了。女人不管結不結婚、離婚，甚或出家、同性戀等，都可以是一個人生活方式的選擇，社會已較能包容多元的人生價值。我所處的年代，不婚女性會被譏爲老處女，被無端猜測可能生理、心理都有問題；離婚被視爲恥辱；出家則會被家中父母嚴禁或鬧出家庭革命；而同性戀者更會被無情地歧視或唾棄。因爲整個社會風氣使然，許多無意踏入婚姻的女性，常常因爲畏懼人言及他人異樣眼光，身不由己走入婚姻，連原本就有意結婚者，一踏入婚姻，也很快就會發現婚姻加諸女人身上的種種不公和不平。而不管是憑媒妁之言或自由戀愛結婚，女人多半也會發現，那個迫害自己的，不是別人，反倒是自己最親密的配偶。男人在父權社會裡，可以說是既得利益者，要他們自己放棄既得利益已是難上加難，更可悲也可怕的是，女人自己常常因爲有雙重標準而成爲迫害其他女性的幫凶，所謂的「媳婦熬成婆」正是這種心理寫照。

在走入婚姻並建立了家庭後，女人就輕易地隱藏起自己，只知道滿足家人的需求，很少思考自己要的是什麼，眼裡除了家人，何嘗有過自己？上市場買菜，只買丈夫、兒女喜歡吃的，有什麼好吃的東西，往往自己也捨不得吃而留給丈夫、孩子；上百貨公司買衣物，也是先買家人的，自己捨不得買昂貴的東西。總是把滿足別人的需求擺在第一優先，就是捨不得花時間、花金錢對自己好一些，捨不得這個捨不得那個，寧可苦自己。這樣永無止境的犧牲與付出，好像就爲圖個「賢妻良母」的美名。

□

在我自己的婚姻生活中，我最錯誤的想法是：把大人——尤其是父母所教導的「爲人妻與爲人媳就是要聽話，才會被疼愛」等話語奉爲圭臬。沒錯，父母、師長都喜歡聽話的小孩（連我自己當老師，一樣容易犯這個毛病），問題是，這也得看是什麼話才值得聽；如果是不合情不合理的要求，難道也一味愚蠢地聽從？而我自己雖說曾受過高等教育，卻昧於社會風氣，甘心受這種思想擺佈、愚弄，而不敢反抗它的不合情理，不公平對待。

我更愚蠢的是，竟以爲自己做個溫柔、善解人意的妻子，就可贏得丈夫的愛情，從此天下太平，婚姻就能幸福、美滿。那些思維，讓我在婚姻生活中非常不快樂，很鬱卒。一個只知討好別人、不懂取悅自己的女人，基本上很難不被輕視。假如說我無法樂在婚姻，這些想法根本就是最該揪出鞭撻的罪魁禍首。

但是，該怪父母、師長嗎？我自己其實難辭其咎。父母、師長、及書本上教的就都是永恆的眞理，不容置疑，不容挑戰嗎？而我自己對所接受到的思維，怎麼可以不加思索、分辨就囫圇吞棗呢？不是有句話說：「盡信書，不如無書」的嗎？而自己其實也會很八股地在作文時，寫什麼「高等教育就是要培養出能獨立思考的個人」這類句子，落實到眞正的日常生活中，卻怎麼就全然走樣了呢？眞正幸福、美滿的婚姻，可不是光靠女人高唱「犧牲」、「奉獻」的獨角戲就能畢其功的！

男人女人，基本上都是人，先學會尊重別人，能公正平等對待他人後，再進入婚姻，免得損人也不利己。而女人本身更應自我覺醒，不要自甘做「家奴」。適度的付出是既「心安」又「理得」；過度的奉獻、犧牲，不但不是美德，有時候反而是一種病態的依賴和變相的勒索，那會使家人忽略我們的需求，漠視我們的存在。一旦他們習於我們的犧牲、奉獻，就視我們的付出爲理所當然，當我們因病不能再扮演「照顧者」的角色時，恐怕他們也會有調適上的困難，無法適時提供我們支援和關懷。

□

我的小兒子，在我病癒康復後，對我無法再如從前般給予他「周延」的照顧和關愛，竟向外人說，媽媽自從生病後，變得很自私——他無視於我生這場驚天動地病疾的心理轉折，而說出這樣傷感情的話，不正是受「母親應為兒女犧牲、奉獻」的思想所惑，而致仍有應被母親關愛、照顧的心態嗎？

由於同時扮演創造兼孕育生命的角色，女人只要結了婚，生了孩子，終其一生就習於付出，安於照顧後代。從懷孕那一剎那起，母親的身體不再屬於自己，一個新生命住在她的身體裡，吸取她的精髓，而得以成長、茁壯，她也從此開始了一段無私、無我的付出生涯。

生下孩子後，大多數做母親的就責無旁貸地負起照顧孩子的重擔，很多父親卻都只是站在旁觀立場，不會主動參與；持大男人主義者，更是視育兒瑣碎小事為大材小用，不屑一顧。在孩子成長的過程中，做母親的，除了得培養他們健康的體魄外，還得提供精神上的安慰和心理上的鼓勵。

孩子長大成人後，自有他們不同於父母的工作環境和社交往來的生活圈。我的兒子們早晚會離開我，展翅高飛去探索這個大千世界，以後他們若結了婚，一樣得扮演為人父母的角色，關心他們各自的子女，只怕他們不會有多餘的充沛心力來照顧我。我們習慣說，孩子長大後自己就得獨立，不能再依賴父母。而為人父母者年紀大了，更一樣得體認：子女終究是婚姻生活中的過客，他們是來討債的、索求的；等討夠了，索足了，自然就毫不眷戀離你而去。孩子小的時候，適度滿足他們在成長過程中的需求，是父母無法逃避的責任，但那責任並非無止境的，而是有階段性、有期限的。

只要我的兒子長大成年了，他們總不能還對我予取予求吧？再說，一場重病，早讓我元氣大傷，論體力，他們父子都比我好，論能力呢，也個個比我強，我不去麻煩他們就已經阿彌陀佛，得感謝老天了，哪還有多餘的心再像以前那樣對他們噓寒問暖呢？

而在我生重病期間，整個人爲之方寸大亂，步履失調，最最需要丈夫在感情上、精神上給予支持的時刻，他不但不施予援手，反而步步相逼，讓我飽嚐心靈的創痛。等我一步一步奮力掙扎，擺脫掉病魔的糾纏後，他還能照樣大言不慚地要求我再繼續扮演傳統賢妻的角色嗎？在他心目中，婦道人家就該洗衣燒飯、照顧子女、料理家務、滿足丈夫的各方需求，他卻從來不思考，爲人丈夫也有該盡的種種義務與責任？

在我的腦袋被腦外科醫師重新調整後，如果他還認爲自己有能耐，可以隨心所欲地對妻子呼風喚雨，喊水結凍，那他顯然高估自己了。他以爲自己是誰呢？

我被說成「自私」，也就是說，我不再以體貼別人、滿足別人的需求爲第一優先，這也意味著我不再是好妻子、好母親了——這固然令人難堪，不過，左思右想，我可不想一輩子都在照顧丈夫、兒子甚至孫子的日子中打轉。生完病後，我寧可只做自己，好好兒疼惜自己，至於別人編派給我的角色，我毫無興趣扮演，只想給扔到垃圾桶去。

生命中的變調

我婉拒了母親留下來照顧的好意，掙扎著努力學習重新獨自站立起來。只是，在奮力求生的過程中，我的心還要再次受傷——不過，這一次讓我眞正看清了人性的各種面相，從而也更讓我懂得如何調整自己的步伐。

儘管丈夫不再爲我準備三餐，也不再陪我到醫院回診，還好，這人間處處有溫情，好心的鄰居李太太讓我搭伙，解決了我的吃食問題；而每個月的回診，我也付費煩請親人或朋友搭載，凡事自己想法解決，不再麻煩丈夫，不但生活上不再依賴他，在精神上也開始訓練自己獨立。

我說話的能力逐日恢復，只是音量仍嫌中氣不足。我認得的字也大幅增加，比起剛出現失憶失語現象時好很多了，至少知道自己不致變成阿達一族，我寬心不少。而頭蓋骨的傷口已黏合，但長長的疤痕上，毛囊已被破壞，再長不出頭髮，其他部位的頭髮已開始長了，稍稍掩蓋住那道肉色疤痕。

平常，別人看我，看不出什麼異狀，唯有交談時，才會對我微弱無力的音量覺得奇怪。只是，刀疤在我頭上，只有我自己，時不時都能感覺顱內傷口在緊縮，有刺痛感，有時候腦海還會傳來「ㄉㄧㄚ ㄉㄧㄚ ㄉㄧㄚ」的靜電聲，那是傷口用鋼絲綁住固定所造成的副作用。醫生雖說沒關係，卻也警告我不得亂揉，這仍會引起我小小的恐慌，走路偶爾需要別人攙扶，不過有時仍會有一腳高一腳低的錯覺。

□

爲排遣病中無聊時光，母親從市場買來幾坨花，往門前幾個塑膠盆一擺，只是隨便澆水，沒想到，那幾棵石竹竟爭先恐後開出各種顏色的小花苞，開完一輪又接一輪。以前，我不曾有閒情逸致種植花花草草，也從不認爲自己是綠手指，可以養活花草。那些草花開個不停，對這個不在預期的意外，我驚喜異常。這也勾引出我蒔花養草的興趣，陸陸續續又買了許多不同的花草，有三色堇、夏堇、矮牽牛、玫瑰、彩葉草、九重葛等，從一樓巷道，到二、三樓陽台都不放過，有了花花草草的陪伴，當然也招引來蜜蜂、蝴蝶的上下飛舞。

每天我澆水，或施肥，或修剪雜草、枯枝、萎葉，都能暫時忘卻惱人的病痛和情緒困擾。有時候，風一來，那些花朵、葉片在風中抖擻個不停，像極了活潑、好動的小娃兒，正興奮地拍手雀躍，蹲在你身邊磨蹭著，要你親要你抱，而且從來不爭不吵，不叫也不鬧呢！而蝴蝶在花間上上下下，飛來飛去，叫人的心也跟著飛揚起來。

想起精神科醫師要我拓展生活領域，不要封閉自己，否則情況會更糟，無從改善。而復健師也曾提議我學樂器，利用音樂治療，一來促進手指神經的活絡，還可紓解情緒，慰藉心靈，我於是重拾大學畢業後即荒廢至今的吉他。

唸大學時，偶然見到一位同寢室的室友，抱著吉他在彈唱，我深深爲吉他的聲音著迷，更羨慕她陶醉在自彈自唱的愜意自在，因此加入了學校的吉他社。一段時間後，學會了一些簡單、粗淺的彈奏技巧，勉強可彈唱一些短曲。出了校門，校園民歌正風行，我在學校教課時，興趣一來，會在課堂上，用吉他伴奏，教學生唱一些簡短的英文老歌或校園民歌，在那種輕鬆的氣氛下，師生放懷高歌，有時能暫時忘卻課業的壓力和煩憂，好不快樂。

復健師既提議學樂器，我毫不思索，馬上想起吉他。多年前購買的那把吉他，經過長時間的閒置，早已弦斷琴傷。於是我重新挑選一把吉他，興致勃勃地開啓了「古典吉他」的學習課程。我希望自己除了簡譜之外，更能學會看懂五線譜，期能在吉他的學習上有所突破和進展。最重要的是，透過樂器的撥彈，使我的手指神經能靈活、有力；而我的心思也因專注在樂器技巧的學習，轉移了對病痛的注意；並且音樂也適時地撫慰了我受創的心靈。

就這樣，山不轉，路轉，不同的生活方式和內容，再加上我每天自我催眠，告訴自己：「我會好起來，一定會好起來。」漸漸的，我不再坐困愁城，慢慢解除了靈魂的桎梏。

□

那段日子，同事、朋友，要嘛打電話，要嘛來到家中探望我，他們也會關心誰爲我備餐，誰陪我上醫院回診，我大抵含糊其辭，別人也不探究，沒有人知道我所遭遇的那些不愉快的波折，也沒有人明白我內心底深沉的痛苦和悲哀。大家只感覺到我行動能力已逐漸變好，就以爲我病況已完全康復。殊不知，頭蓋骨上的傷口只是表傷，眞正的痲煩，其實埋在頭蓋骨下。腦部功能的正常運轉，仍需時間克服，而我的恐慌、憂鬱症狀，更是潛伏的殺手，總是蠢蠢欲動。

別人看不到的是，我身體常會突如其來的不適，我 Call 無線計程車搭載，常常一走出家門，雙腳會一軟，人不支倒地，得司機或鄰居扶，才上得了車。這些不要說別人不曉得，連我丈夫也不曉得。他因爲天天早出晚歸，不與聞問，即使我白天突發狀況，赴醫院急診，在醫院躺了半天才回家，我不說及，他也從來不問，這又如何得知？對他，我早不存半點依靠之心，何況說了也是白說，若招來白眼和惡言，豈不自討苦吃！

我婉拒了母親留下來照顧的好意，掙扎著努力學習重新獨自站立起來。只是，在奮力求生的過程中，我的心還要再次受傷——不過，這一次讓我眞正看清了人性的各種面相，從而也更讓我懂得如何調整自己的步伐，來應對生命中種種的變調。

□

有一天，學校有位同事打來電話，說我好友引述醫生的話，認爲我情況夠好，應該及早返回工作場域，爲什麼我不早點銷假回學校呢？末了加上一句——「免得別人說你在裝病！」

她的語氣裡，明明白白暗示著「懷疑」，聽得出來沒有一絲憐憫或同情。說眞的，病患境遇儘管不堪，可還是有他們的尊嚴，並不需要別人你高我低地施捨憐憫或同情，他們只需要眞心誠意的關懷，大家（包括他們引述的權威醫師）認爲，我愈快回到職場，對我的病況復原愈有幫助，但這看法正和眞正關愛病患的家屬相反。病患家屬莫不希望病人眞正回復健康後再工作，寧可多要命多要健康，少要薪水。我不確知她們所提到的醫師是否說過那些話，也不了解，是否她們曲解了醫師的談話本質，但是那句「免得別人說你在裝病」，還眞的蠻殘酷蠻傷人的。

外人根本不知道，我連用右耳聽電話都有問題，遑論左耳（我是左大腦動手術）？復健過程中的種種不適症狀，別人聽來也許不值一哂，病患卻有極大的壓力和恐懼不安。舉個例子，假如你頭痛欲裂，雙眼發熱，眼白佈了一些血絲時，一般人可能會覺得沒什麼，在我卻如臨大敵。

我是怕，我當然怕，怕我腦內那些大大小小的血管不知是否又出了什麼亂子，而恐慌症、憂鬱症（我相信動過腦部手術的病人，多多少少都會併發這兩種症狀，當然這都是我過來人的揣測之詞）所帶來的痛苦，別人不了解沒關係，最怕的是旁人懷疑你在裝病，他們以自己所見，一口咬定你在自導自演一齣「沒病裝病」的荒謬鬧劇，而病患卻百口莫辯，用什麼語言、文字恐怕也無能爲力爲自己脫罪。

我記得自己一聽完電話，心一酸，喉嚨一哽，怎麼都答不出話來，隨即淚如雨下，而且一發不可收拾，整整持續哭了一個多小時，被送到醫院，仍無法停歇。

我如何能不心痛、憤恨？丈夫對我漠不關心，妹妹、妹婿畏於流言，現在交情宛如親人的好友又放出如此這般厥詞，在在讓我痛徹心扉。罹病的我本已多愁善感，未料近親好友無心（？）舉措，又叫我遍體鱗傷。

一場惡疾，有如一面照妖鏡，所有的感情面相無所遁逃，在它的光影照射下，一一現出原形。這樣赤裸裸的呈現，即便在健康無病的時候都難以招架，何況我當時？我不敢，也無權怪罪別人，只是難免心痛、神傷，既無力回應，除了痛哭流涕，又能怎樣？我眞的嫉妒，嫉妒他們身體健康，不必受病痛的折磨。生了重病的我，不光膽寒、脆弱，更是無能、軟弱。一路跌跌撞撞走來，不當我是親人，不願相守、陪伴也就算了，甚至不拿我當朋友而冷感、疏離都也無所謂，若看似無心，實則有意用「懷疑」的暗箭傷我，就算不是心壞，也有缺口德啊！

哎，「患難見眞情」，這話一點都不假！

上帝開的另一扇窗

人和人間，最可貴的莫過於那一份出自至誠的眞心關懷，至於性別，就不是那麼重要，比起我那合法的婚姻關係中帶給我無窮剝削的破裂感情，我們姐妹淘在我上下班或生病時的溫馨接送情，反更叫我倍覺珍惜！

幸好，天無絕人之路，上帝是仁慈的。祂關上了門，卻也同時爲我開了另一扇窗，我也才有能力，得以在人生的苦海中持續泅泳。

病假快期滿的一天下午，一位素來在學校僅是點頭、寒喧的同事鄭玉蓮小姐，到家裡來探我的病。她才調來學校一、兩年，不像我和其他同事都是十幾年的交情。平常除了學校教務，私下沒有常往來，我也不曾幫過她什麼忙。她一坐下來，就熱心詢問我的病況，還告訴我，她新近才從鄉下的婆家搬到P市，而且就在我家附近，末了還熱心地說，以後她會專車載我上、下班，叫我不要操心上班的交通問題。家裡到學校不算遠，我丈夫對我的工作、交通問題，一本他無動於衷的冷淡態度，而她，一個泛泛之交的同事，竟能如此細心地設想，讓我見識了人性的善良、光輝，也對她的多方照顧銘記在心。即使我不想太麻煩她，她都還和另位同事簡月娥小姐主動查閱我的課表，按時開車接送。我也深深體會了「失之東隅，收之桑榆」的含意。

這人世間的情意，可以是多元而溫暖的，人和人間，最可貴的莫過於那一份出自至誠的眞心關懷，至於性別，就不是那麼重要，比起我那合法的婚姻關係帶給我無窮剝削的破裂感情，我們姐妹淘在我上下班或生病時的溫馨接送情，反更叫我倍覺珍惜！以往我對同性戀情並未抱持特定立場，相信以後我也更能以平常心來看待，畢竟，這人世間，眞愛最難能可貴！

□

重返學校後，在我手術及療病期間，學校也因擴建而從舊校區搬到新校區。這件事，我比其他同事感觸都深。每次經過早已拆除校舍的舊園區，難免不勝唏噓。手術前的往日情懷果真隨風而逝，再也邈無蹤跡可尋了！我的這場重病，不僅見證了我工作校區的除舊與佈新，也將我的人生切割成兩種截然不同的旅程。

初回到學校，站在新建高大而空曠的建築下，一方面因爲體力並未完全恢復，另方面則是新環境的陌生疏離，我覺得既心慌又無依，人幾乎步履都站不穩。學校同事體諒我容易疲累，常常爲我分憂解勞，更常爲我打氣。偶爾，我的癲癇後遺症狀還會發作，間或身體不適，都得勞煩同事協助，幫忙送醫。這種不求回報、令人倍覺珍貴的同事情誼，比什麼都叫我感動，也是我重返人生舞台的動力。「裝病說」遂不攻自破，我相信那應該只是打電話給我那位同事個人的臆測之詞，和其他人無涉。

□

在排課方面，學校怕我體力不勝負荷，改排美術讓我教課。我一向喜好文學藝術，不管音樂、舞蹈、繪畫、戲劇等等藝文活動，我都有興趣，購買美術全集套書，更是我日常最大的消費嗜好。我想，不是每個人都想要或都能當畫家，可，那無損我們對美的欣賞。所以，教學生色彩學上的基本知識外，我印製一些服飾裝扮與室內佈置之類的圖表，讓學生自行設計、用色，以搭配出最具個人風格的色彩，讓他們將色彩美學加以運用，落實到日常的生活中。

我也利用上課時講述自己患病的經驗，提到身體結構上畸型的問題，由體內看不到的畸型延伸到體外可目睹的肢障、殘障，向學生說明，有些畸型是先天不明原因造成，仍待醫學的研究加以改善；有些畸型則是後天孕婦服藥不愼或婦科醫學技術的不當操作而致，如有些女性在傳統男尊女卑、重男輕女的父權思想下，爲求得子，以絨毛穿刺術預先探知胎兒性別，以致產生許多或殘或缺的胎兒。我也教導學生要有男女平等，男孩女孩的生命都該受到相同尊重和對待的觀念。

□

在漫長的教書生涯中，能得天下英才而教之固然是一樂，而學生表現傑出，為人師者當然與有榮焉，不過，學生自己的努力最重要，當老師的實在不必太居功。我倒以為，能教到能認同自己教學理念的學生，才是最大的快樂。

我曾教到一個後來也走上教職的學生。這孩子家境清寒，但不影響他的上進心，又十分循規蹈矩。我心疼他的品學兼優，常常私下拿數額不算大的獎學金勉勵他，為減輕家中負擔，建議他將來唸沒有學雜、生活費負擔的師範院校或軍校，他說他也喜歡教書，後來他考上師大，如今也在教育界服務。他從國中畢業後一直到現在，每逢過年，都會和幾個同學來看我，說是每年都要「回娘家」，他那時候帶女友、後來則帶太太一起來看我。他告訴我，沒忘記以前老師的教導，現在用老師教他的方式及對待他的態度在諄諄教誨著下一代。想起以前當他們班導師時的點點滴滴回憶，再對照他們長大後的情況，自己感到很欣慰，覺得棒子有人接了，有薪火相傳的快樂和滿足。

□

由於任教年資已快屆滿，加上有回上課時，一個不算守規矩的學生半認眞半玩笑地大聲說：「老師啊！你不怕被我們氣死嗎？」說的也是！不要沒被病魔折磨死，倒被人（不管丈夫或學生）給氣死了，那才眞冤枉。

二十多年的教學生涯，一晃眼也過了，苦樂得失都已足夠，雖然教書是我熱愛的工作，但考慮到自己體力、能力都已難應付繁重的教書工作，遂有了退休的念頭，是該準備揮手說 bye-bye 的時候了。

卿生日日說愛情

他急匆匆上樓，只聽到一陣翻箱倒櫃，丈夫搜走所有他名下的存摺和印章，就此離家。對他的諸般形狀，我閉上眼深吸一口氣，搖搖頭試圖甩掉他那發怒的身影，無奈，眼前所見，卻都是他臉上那些冷硬陰沉的線條……

重回工作崗位後，我白天在學校上課，下班後，因爲兩個兒子俱已離家就學，我也習慣一人獨處。丈夫還是一勁地忙、忙、忙，到底在忙什麼，沒人知道：我若問了，他不是板著臉不回答，就是沒好氣不耐煩冷哼道：「忙賺錢——，給你們花——。」言語滿是火藥味。

我識相地閉嘴，不然，吵架嗎？賺錢給我們花？說的比唱的還好聽！我們兩份薪水足夠我們小家庭過不錯的生活了，但，他想博得「孝子」的美名，當個有權威的兄長，當然得多賺錢來支付他原生家庭及資助其他兄弟姐妹的額外開銷，卻要把帳算到我們頭上來，這又是什麼道理？

有時候，他深夜才回來，我怕被扣上不盡妻責的帽子，好意問他用過餐沒，擔心他專心工作而廢寢忘食，卻常吃到這樣的排頭：「還沒有，誰像你那麼好命！」他滿嘴的憤憤不平和怒氣。唉！我的一口飯，也得自己拖著病體努力上班才掙來的，可不是靠他施捨，向他乞憐來的。再說，錢在他口袋，手上也握有提款卡，想吃、愛吃什麼，還怕吃不到？自己節儉，又想減肥不吃，卻要怪罪到別人頭上。結婚二十多年，我像個無酬的台傭，不支薪的褓姆兼家教，從沒當過一天少奶奶，還說我那麼好命，不知道是在損我還是在罵他自己？

有了幾次碰釘子的經驗，我學乖了。人，第一次上當，是無知；第二次還上當，是愚蠢；第三次呢，可就是活該了。我心頭又何嘗沒怨沒恨呢？眞要細算起新愁舊恨，二十多年的婚姻生活裡多得數不完。

□

第一次嚐到心寒的滋味，是在剛搬入新買的公寓不久。妹妹覺得我新買的鋼琴不錯，也想為女兒買一部，我於是代她向賣琴的公司訂購。老闆說，因為我們不到一個月連買兩部，就自動降價五仟元。

丈夫一知道我這做姐姐的竟讓妹妹獨享這項優惠，就和我爭執。他不但扯斷家中電話線，還趁我外出打電話時，將家中鐵門由內反鎖，不讓我進入，不顧當時夜深，我的安全堪慮。他自己拿多少錢回去給他家的人，是他能力好，我不能過問，我呢？也不過是把買琴的優惠讓給妹妹，了不起不過五千元的二分之一，二千五佰元而已，又不是自己掏錢給妹妹，就得遭受他如此蠻橫對待？他照顧自己的兄弟姐妹是兄友弟恭，天經地義；我不過施點小惠給自己妹妹，就罪加一等，被他宣判有違家法，活該遭受被反鎖家門外的虐待！他的心狠手辣，早在日常生活中就可見端倪，那麼，在我重病時，趁我之危，時時刺激，遂行他施虐之實，也就沒什麼值得大驚小怪了。

二十多年的婚姻生活，一路走來我不是沒想過離開他。當我們還在同一所學校任教時，同事盛傳他和已畢業的女學生鬧師生戀，夫妻於是失和，發生激烈爭吵。他居然動手打我！那不是他第一次對我動粗，我也早就想離開他了，可是，念及孩子還小，不忍他們在單親的環境裡成長，而我們又都是老師，維持一個正常的家庭也才符合社會大眾對我們的期待，我才咬緊牙根，打消了離異的念頭。

□

儘管我再也不多嘴，心情也不再隨丈夫的情緒指揮棒起舞，而他也不改對待我的惡劣態度，但我已不再爲他的行徑生氣、動怒，一切以身體健康，心情平靜爲念。

同事鄭小姐常常帶我參加同事、朋友間的聚會活動，拓展我的生活圈，更使我心情日益開朗，能夠對丈夫的怒容視而不見，惡言也聽而不聞，對他的行爲不起回應。沒想到，我這樣的舉動反而更觸犯了他，他常常在夜深返家時，用力摔鐵門，無緣無故扔東西或踢傢具，整個人像座火藥庫，希望藉著那些誇張的肢體動作點燃我的怒火。而我，不是待在書房看書，就是躺在床上準備休息、睡覺。對他的種種作爲，套用他以前的行爲模式，全都視若無睹，不與聞問。

終於，放假回家的小兒子，對父親的作風看不過去，父子爆發激烈衝突。丈夫惱羞成怒，砸毀傢俱，發瘋似的圓瞪雙眼，伸手直指我鼻尖怒吼道：「孩子你怎麼教的？我二十多年賺的錢全部給我還來！」他吼得可眞莫名其妙，孩子只是我的嗎？他難道就沒有教養的責任嗎？再者，孩子表現好，我沒苦勞、功勞不說，孩子一不聽話，倒全都是我的錯了，豈不怪哉？二十多年賺的錢，早花在兩個兒子身上了，他想要回去，難不成把我當免費的洩慾和生育工具？我不發一語，漠然注視著他，心裡冷笑道：「沒本事養家活口，就不要結婚！」

只見他急匆匆上樓，再聽到一陣翻箱倒櫃，丈夫搜走所有他名下的存摺和印章，就此離家。對他的諸般形狀，我閉上眼深吸一口氣，搖搖頭試圖甩掉他那發怒的身影，無奈，眼前所見，卻都是他臉上那些冷硬陰沉的線條……

□

丈夫一去半年毫無音訊。他離家初期，我不敢聲張，怕別人看笑話，只能忍氣吞聲，同事友人一問起他的近況，我都技巧地不著痕跡帶過。

老實講，這已是他老掉牙的把戲了，一點都不新鮮，我也一點都不意外。多年的婚姻生活，一有爭執，就砸東西（家裡傢俱不是用壞了，多半是被砸壞的），擺臉色打冷戰，要嘛唇槍舌劍，言詞刻薄辱罵，最厲害的是，不支付家用，一副「老子就是不爽，對你經濟封鎖，給你精神折磨，看你能怎樣？你敢不低頭？」的態度。

我是不能怎樣，也的確不能不低頭，誰叫我當初好端端在別的學校教書，非得請調，和他同校；弄得這下夫妻吵架怕同事知道看笑話，於是百般隱忍。眞是走錯一步，滿盤皆輸。

丈夫素來是個大男人主義者，出生在一個極端重男輕女的家庭，人又辯才無礙，而且還是個冷戰高手。家中不管大小事，只要不如他意，他馬上變臉，先是冷嘲熱諷，口不擇言，接著冷戰開打，從家裡到學校，非得弄到學校同事知道我們夫妻吵架不可。即使在家裡，爲息事寧人，我主動切水果侍候示好，他還拿翹潑冷水，讓你覺得自己拿熱臉貼人家冷屁股，自討沒趣還自討苦吃，眞是所爲何來？

他大概以爲，夫妻意見不合，或有爭執，他只要使出「不爽、不理睬、不支付家用」三不政策，就能制裁妻子，逼她就範，做太太的可別想挑戰他的權威。對這樣的溝通模式，我實在厭倦到極點，夫妻老在沒有建設性的吵架上打轉，不但沒有化解彼此的歧見，夫妻之情更是日侵月蝕，長年累月下來，婚姻早已是百孔千瘡，急待補救。我原以爲，也深深期盼，在我生病期間，他只要稍稍表現一點惻隱之心，有一絲同情、不忍的情意，我仍會很快回心轉意，無奈，事與願違，說不定，他還以爲我這一次重病大概也活不了了，到時候我人死了，他還能領筆撫卹金，當他續弦的聘金呢！我已步步後退，退到無路可退，思前想後，這個婚姻還要維持下去嗎？

□

誰喜歡婚姻失敗？當初歡歡喜喜結婚，誰不想甜甜蜜蜜過幸福美滿的生活？如果婚姻只是吃、喝、拉、撒、睡等生理層次的飽足，那倒容易將事，問題是，它還包含了心理、精神、靈魂層次的契合，那是兩個不同的個體在人生觀、價値觀、金錢觀上通盤的協調。

我以爲，婚姻是兩個獨立個體各自脫離原生家庭，自組理想中的小家庭，與原來的家庭保持一種適當的距離，當事雙方培育自己的子女，更重要的是，藉由自我成長，彼此提攜、分享。

但是，在我丈夫的思維中，如果以他為圓心，輻射出去的圓圈，第一圈是他父母，第二圈是他兄弟姐妹，再來是他甥侄，第四圈是朋友，第五圈呢，才輪得到我和孩子。他最常說的一句名言是：「自己人（指妻兒）卡青睬（隨便）就好。」長期被漠視，不被尊重，我早就不耐煩，而且可說是非常厭惡這種不對等的互動關係，但他仍執迷於大男人主義。他幾乎忘了，我早已不是二十多年前那個忍氣吞聲的小媳婦，更不是那個曲意承歡、委屈求全的受氣包了，他居然還妄想頤指氣使，操控我、宰制我的一言一行。

一樁婚姻的失敗，絕非當事雙方誰對誰錯的問題。仔細分析，我自己的婚姻狀況百出的癥結在於：第一，當初自己以為感情是婚姻中第一，也是唯一該考慮的因素，夠好笑吧？可，我那時的確是如此天眞、不解世事到極點，愚蠢地以為愛一個人就應全力配合他，為他讓步、付出甚至犧牲、奉獻，完全忽略了愛情其實是婚姻中最不可靠也最易起變化的元素。婚姻不會是愛情的墳墓，愛情也不會騙人，愛情本身無所謂「變不變」、「騙不騙」的問題，反而是有人會假愛情之名行招搖撞騙之實，徒然褻瀆了愛情的美名。

其次，受到不當的宿命論影響，以為婚姻不好，在婚姻中受到折磨和苦難，都可以歸罪於「前輩子欠的債，這一世來償還」。宿命論的基調是因果關係，所以長輩最常以「彼此相欠債」來勸人要忍受沒品質甚至惡質的婚姻。

事實上，一味的容忍就能解決問題嗎？忍耐有其極限，而且得看情況而定。不能說「弱肉」就該被「強食」，「軟土」就得遭「深掘」；一旦「得寸進尺」，可能會「姑息養奸」。很多婚姻暴力就是一再容忍而姑息養成的。幾年前，轟動一時的「鄧如雯殺夫事件」不就是因為忍無可忍才造成的悲劇嗎？

我以前害怕離婚，唯恐被貼上污名化的失婚標籤，而無法自如行走在工作場域或人際關係的社交圈；幾經反省，思考自己是否仍心甘情願守在一個沒有個人尊嚴，沒有成長空間的婚姻裡，繼續去討好、取悅一個要你伏低做小，屈從他的意志，而且都已經對你不再有愛心的配偶？

仔細考慮的結果，答案當然是否定的。我在歷經了一場驚心動魄的大病後，沒有失去最寶貴、最值得珍惜的生命，那麼，拋開婚姻那個惱人的人生枷鎖，我有什麼好在乎的？而旁人的觀感，他人的誤解，我又何必介意？婚姻生活畢竟是我自己在過，正如「寒天飲冰水，點滴在心頭」，箇中冷暖唯有我自己能體會，得失也只有我自己才能定奪。

人生，畢竟沒有多少個二十來年可以揮霍，人，也不會常常有「死裡逃生」的幸運和機會！我既不貪圖身旁男人的權位、財富，自無妄自菲薄，自我矮化，假裝崇拜以換取他們提供的物質享受的必要。何況，我一向不嗜山珍海味，沒有穿金戴銀，著名牌時尚、飾品的習慣，更無住華廈豪宅，駕駛高級名車的慾望，一份不算優渥的教師薪俸足夠我維持起碼品質的生活了。我，還需要猶疑什麼嗎？感情是勉強不來的，禁不起考驗的夫妻之情，不如 Let it be 吧！

□

生完病，發現自己不是那麼重要，也沒那麼偉大。平常日子裡，生活中大大小小的紛擾，本來就會影響我們對人對事的想法、看法和做法。這場重病，是我生命歷程中的最大轉捩點，如何不會對我的生活步調及生命價值激起翻天覆地的調整和改變？它徹底粉碎了我對自己的看法，更擊垮了我對婚姻的期待。

我存不存在，老實講，對我的丈夫和兒子們一點兒都不影響。孩子仍然會長大，仍然得自己去行走他們各自的人生路；丈夫呢？更別提了，照樣過他唯我獨尊，瀟灑得意的日子，甭說什麼「卿生日日說愛情，卿死又找人去了」，說不定，你人都還沒死，他早就找別人外遇去啦！那麼，往後活著不爲自己，我到底又要爲誰辛苦爲誰忙？

如今世路已慣

看到我頭蓋骨上那道大疤痕，當下二話不說，立刻手一揮：「我們這兒沒那一科，你們走，你們走！」語氣之急促，動作之嫌惡，彷彿我是骯髒的蒼蠅或是可怕的蛇蠍，讓他避之唯恐不及，急欲攆之而後快！

離婚的心意既已下定，接下來就是該在什麼時候提出了。丈夫離家那段時間，我「以靜制動」，生活步調平靜一如往常。拜他平常讓我習慣獨守空閨所賜，我的獨處能力一級棒，並沒有因爲他的出走就垂頭喪氣，痛不欲生，反而因爲家裡少了他一貫易怒、冷漠的陰影，而覺氣氛平和安詳不少。

儘管丈夫離家的事實我低調以對，時間一長，紙終歸包不住火。面對朋友的質疑，只好據實以告。朋友得知後，熱心奔走，希望能勸合來破鏡重圓。奈何，冰凍三尺非一日之寒！二十多年的婚姻生活，找不到幾件讓我覺得甜蜜、幸福的回憶，倒是令人不快、傷心又屈辱的往事多如牛毛。

我無意求他回家，希望藉著這次分開，彼此冷靜思考，認為這未嘗不是一個暫時可行的辦法。丈夫給不給生活費，還愛不愛這個家，對我，這些都已沒有了意義。我既然決定離婚，只要夫妻分居的法定期限一到，屆時，他就算想這麼耗著，自己在外逍遙，把我綁在困境中動彈不得，只怕也由不得他了。

直到有件事發生，情況才有了變化。

有一天晚上大約十一點多，小兒子學校打來電話，通知我，兒子肚子劇烈疼痛，疑似盲腸炎，已送醫檢查，待觀察確定，可能需開刀手術。聽到消息，我急得像熱鍋上的螞蟻，由於體力仍然不繼，無法單獨出遠門，我趕緊試圖聯絡丈夫，call 機撥了上百通，他硬是不回。

姐姐建議我，把情況電話告知兒子的爺爺奶奶，誰想到，丈夫的父親竟輕描淡寫一句：「盲腸手術沒什麼，只是一件小事。」就打發過去，不顧我焦急的心情，也不責備、要求他自己兒子該盡人父的責任。

我總算認清了這一家人的嘴臉。本來嘛，好像我自己愛生孩子呢，照顧、教養是我自個兒的事，和他們家無關似的，只不知孩子幹啥要冠他們家姓氏？圖坐享其成嗎？他們聰明，別人都笨。姐姐安慰我說，該講的，該做的，我們盡到了責任就好，至於他們那邊如何回應，不必擱在心上。同時告訴我，不必急急躁躁亂了分寸，應該「以不變應萬變」。

□

事情傳到丈夫最要好的朋友——和他有生意往來的電腦公司經理——的耳中，經理聞訊，頗不以爲然，遂自告奮勇，代爲call機，而他馬上回call。經理搖頭嘆息，勸我以多年夫妻之情爲重，並且向我保證，丈夫他人就算不回家，錢也應該會拿回來。經理認爲，一個帶種的男子漢，結了婚，就該負起養家活口的責任，薪水不能全數拿回家，最少也要半個月支付生活所需，還說如果丈夫不給家用，他就不認這個不夠格當男人的朋友，會跟他絕交。我苦笑搖頭謝謝他的好意：「沒用的，以他那種把錢看得比命重的個性，他不會給的。」

經理不信我的話，結果，丈夫一聽這樣的要求，馬上氣沖牛斗，大吼一聲：「沒這回事！」隨即扭頭就走，剩下他的經理好友一臉錯愕楞在當場，我意味深長地朝經理投下同情的一瞥。他這位好友是白當了，怎麼這麼不了解他？這樣的場面，我在多年婚姻生活中早已司空見慣，一點都不驚訝，他呢？大概因為少見，當然就多怪了！

隔天，丈夫氣沖沖回家，準備搬離他所有的東西，那時，他已離開家半年了，也是我手術後第三年。我要求他釐清彼此的關係，他當場答應，兩人立刻到律師事務所辦理協議離婚。孩子方面，大兒子已大學畢業，小兒子也已上大學，沒有監護權問題，而且他們都已成年，已經可以照顧自己，不需我操心。至於財產分配，丈夫提到賣頭棟公寓的一筆錢，說是他的。他不提還好，一提，我就怒從中來。

那時我們剛從婆家搬出來，他身上只剩兩千元，帶著我們母子拎兩只皮箱在外租房子住。同事邀他買公寓房子一起當鄰居，他根本沒錢買，要我拿積蓄而且回娘家借錢買，付自備款時，居然告訴我，他當月薪水除了拿回父母家，還要付學駕駛的費用，所以沒錢給我當生活費。我心想才剛要買房子，車子連個影都沒，不顧生活費，只顧自己學開車的需求，一氣之下，決定不買房子，向他拿回自己的積蓄。他竟然不分青紅皂白，就在學校實驗室裡，大手用力一甩，狠狠在我左臉上打了一記結結實實的耳光！留下了五道鮮紅的指印，我出於本能，揚起右腿向他踢去。那是他第一次對我動粗。我竟只爲了要拿回自己賺的錢，就得挨揍，這是哪一國的法律？當時，我摀著臉，哪敢到教室上課，在學生面前自失尊嚴？只好託詞生病請假。

那段不堪的屈辱記憶，從此讓我在內心埋下了鄙視他的因子。打在臉上的那一巴掌，也就此打掉了我對他曾經有過的愛意。而後來，賣了公寓，在代書樓簽契約時，他還擺闊地向買主說：「錢都拿給她，那全部是她的錢。」說的可沒錯！他自己講過的話，而且也是事實，他蓄意假裝忘記，我可沒忘記。他要虛榮，他要面子，沒關係，全給他，我只要實實在在的裡子就好。怎地，現在錢又變成他的了？

在律師事務所，聽到我拆穿他西洋鏡的說辭，踩到他的痛處，他立刻暴跳如雷，大力拍桌怒罵：「好啦，全部都給你啦！」說得可是氣魄十足。但我也從容不迫，打蛇隨棍上，隨即接口道：「包括你名下的股票嗎？」

他驚覺失言，立刻住口，卻仍不忘咬牙切齒詛咒我：「你拿得到那些錢，就要花得到！」這種狠毒話語，在和他生活的二十多年中，我聽太多了。我太了解這個男人了，他啥都不缺，就是缺口德。他卻忘了，二十多年在他「耳濡目染」的熏陶下，他其實已難在口頭上討到什麼便宜了。

我輕輕一笑，淡淡回問他一句：「你在說你自己嗎？」

□

簽下離婚協議書，接著我們趕往戶政機關，在戶政人員停止辦公前半小時，迅速辦好離婚登記手續。至此，我的婚姻生活正式告終。

我心頭那顆大石頭於是落了地，我也大大鬆了一口氣。我再也不必看人臉色，戰戰兢兢過日子，從此，可以隨心所欲過我想要的安靜生活了。

哪想到，離婚後不多久，前夫藉口回來搬剩餘的書籍與雜物，竟又動粗，又踢又踹，還用磚頭猛砸鐵門。我無奈報警，駐區員警趕來，他仍態度惡劣、猖狂，且振振有辭。員警問清楚我們已離婚，遂警告他會觸犯家暴法，要他到派出所做筆錄，他才悻悻然離去。看到他高IQ卻零EQ的粗暴演出，想到他竟是我兩個兒子的父親，不禁深深嘆息！

派出所員警好心建議我申請保護令，防止他再來騷擾。我無意陷害他，只希望他能理性行事，不要誤人誤己。

申請保護令後，爲了解相關的法令訊息，姐姐陪我到她朋友介紹的某林姓女律師事務所請教。原以爲，同爲女性同胞應能將心比心，誰想到，這位律師不知是因屆齡未婚，無從了解受困及受虐已婚婦女的苦楚，還是受到冷靜專業訓練使然，讓她喪失了柔軟的一顆心，她竟在我大略敍述事發及員警處置經過後，搶白我一句：「我勸你一句話，你不要以爲天下人都對不起你啦！」之後，很不情願地爲我們做解說。

瞧她一副冷淡、不耐的模樣，也許她認爲我們打著友人旗號，要佔她便宜，不付諮詢費吧？喟歎之餘，付清該付的費用，我們也回送她一句話：「不要以爲自己當個律師就很了不起，律師，不是只有你在當。」再看到她桌上擺的寫著「本所諮詢費移作援助雛妓及受虐婦女基金」的牌子，覺得打著行善的旗號在沽名釣譽，實際呢又不然，還眞是夠諷刺的。幸而，大學好友的弟弟在法界服務，給予這方面法律知識上的多方協助，否則，飽受離婚丈夫的恫嚇，還眞是求援無門！

□

歷經這諸多事端，對人性我也有了更深一層的體會。一樣米養百樣人，信然！

記得有一回到某教會醫院掛急診，值班醫師聽完家人說我動過「腦動靜脈畸型」手術後，一個箭步走到我病床邊，粗魯地撥開我頭髮，看到我頭蓋骨上那道大疤痕，當下二話不說，立刻手一揮：「我們這兒沒那一科，你們走，你們走！」語氣之急促，動作之嫌惡，彷彿我是骯髒的蒼蠅或是可怕的蛇蠍，讓他避之唯恐不及，急欲攆之而後快！完全無視我的驚慌、恐懼，更別說將心比心來體會患者病急投醫卻遭拒的絕望、茫然了。我猜，他以前大概被病患家屬糾纏過，所以才會將我們這類高危險群病患列爲拒絕往來戶吧？只是，他語氣是不是可以稍爲和緩一點，態度也稍爲和善一些？病患和家屬感謝他都來不及，哪裡會強人所難？

然而，一樣是在同一家醫院，我們卻也碰到一位眞正的白衣天使。看到我全身哆嗦不已，上下牙床直打顫，因爲痛苦、害怕而面孔扭曲成一團，她趕緊俯身在我耳旁柔聲安慰道：「你別怕哦，你已經到醫院了，我們大家會救你，你不要擔心。」那當時，我眞的以爲自己聽到了來自天堂的美妙佳音，我也因此不至對「神愛世人」四字失去信心。

人性的多面向，正如日月山川地形的多樣，也如四時春、夏、秋、冬氣候的多變，更如人生遭遇的起伏曲折一般，基本上，都是一種常態。既然是常態，如果我在活了幾十年，遭遇一場石破天驚的大災變，歷經諸多人事變化後，依然沒練就「如今世路已慣，此心到處悠然」的本事，那我是不是也太不長進，太不上道了。

第四部

這種人生經驗，值得一再反思，更值得予以典藏。這麼做，不是爲了耽溺在回憶的痛苦中自傷自憐，而是要從每次的反省中，得到不同的覺悟，從而激發更多的生命能量，來面對往後猶未可知的人生。

這樣的日子，我喜歡

也許幾年，或十數年，不論如何，我都要不斷練習，以學會彈奏巴哈那首出名的樂曲做爲未來人生的主要目標。每天，當我把大提琴擁在懷裡彈奏時，就好像抱著一個無言又知心的好伴侶，聽我娓娓傾訴所有的快樂和憂傷。

在簽下離婚協議書的同一月份，我的教職任期也屆滿，可以辦理退休。就這樣，我同時卸下了「人妻」與「人師」的角色。

多年來，我在家庭、職場間日夜穿梭、奔忙，像個陀螺般轉個不停，難得擁有空閒時間和體力從事自己喜歡的休閒、嗜好活動，現在兒子們大了，離家了，我正式步入空巢期。而離婚、退休，使我再也不必負荷「老師」、「老婆」、「老媽子」等等老字號頭銜所承擔的各種壓力和責任，我只要專心一志，淋漓暢快地扮演自己就好，那種無拘無束、自由自在的感覺眞是前所未有、美妙無比！

擺脫了婚姻的束縛，工作的羈絆，我可以實現以前想做卻囿於時間而無法達成的興趣和夢想。同事及朋友問我，退休後老待在家中不會無聊嗎？我都會很興奮、很熱切地告訴他們，才不會哪！我蒔花養草，每天光澆水、施肥、除草、修枝、剪葉就很花我一些時間了，再加上彈吉他、拉大提琴，還要看看書報，或聽聽音樂，欣賞歌劇，忙得很，做的全都是自己喜愛的事兒，天天開心得不得了，心情也跟著年輕起來。我已掃去往日陰霾的心情，以全新面目繼續行走我往後的人生路。

□

傳統「在家從父」、「出嫁從夫」的父權思想，禁錮了我的靈魂。結婚前，父母呵護著我，管教著我；婚後，丈夫約束著我，掌控著我，從來，我不懂何謂「自由意志」，更不曾品味「獨立自主」的眞諦，現在，我終於眞正走出了父母庇護的羽翼，更脫離了配偶操控的婚姻桎梏，過著眞正獨立、自主、也自足的生活。即使我已步入更年期，我相信自己有充分的心理準備能夠調適身體上的生理變化，而體力雖然不比常人，無法單獨出遠門，但是，那一點都不會影響我品嚐生命美好滋味的能力。

人生中，憂歡苦樂皆相隨，歡樂有盡時，痛苦同樣也會過去，用逆來順受的平常心看待就好。而痛苦既不可避免，與其逃避，何妨開放心胸容納、面對？罹患重疾及婚姻失敗，讓我得以擁有機會咀嚼痛苦的箇中滋味，從而發現快樂的難能可貴。沒有經過痛苦的淬鍊，快樂和幸福的不凡又如何彰顯？此正所謂：「未經一番寒澈骨，焉得梅花撲鼻香？」

當我坐在三樓書房，抬眼往窗外的陽台望去，我的內心充滿祥和、寧靜。幾盆吊籃裡的矮牽牛，五顏六色開得正爛然；花姿妍麗的玫瑰，正含苞待放；幾株九重葛也不甘落後，紛紛冒出新芽，展現它們的芳華；非洲菫，福祿考，乃至石竹，水晶小白菊等，也爭先恐後等我品頭論足。而枝頭上，幾隻跳上跳下的小鳥兒，正吱吱喳喳興高采烈地聊著天，或啁啁啾啾興味盎然地唱著歌。書房中，CD唱盤裡傳來帕海貝爾（Pachelbel）的D大調〈卡農〉（Canon）優美柔和的旋律，更是讓我心曠神怡。我那久被禁錮的靈魂，正如出柙的猛虎，再也不受拘禁，從此海闊天空，任我遨遊。

嗯，眞好！這樣的日子，這樣的人生，我喜歡。眞的喜歡，喜歡到不行。

□

五十歲生日，以歲月的眼
凝視自己累世的容顏
讓鏡頭
停格自己身體的曲線
向這個世界宣稱
自由回到了我身邊
一直以來我在尋尋覓覓
卻從來不明白
自己　到底在哪裡
匆匆過半世紀

終於　我發現了這祕密
做自己　原來是
如此令人歡喜　歡喜

□

雖然，我的身體仍不時會突然不適，得繼續和醫院及醫護人員打交道，家人尤其擔心，萬一我半夜三更病發，必須掛急診時，怎麼辦？原本我也曾極端害怕自己獨自搭計程車，但是，老麻煩親友也不是辦法。有一次，凌晨一、兩點鐘，我又有突發狀況，我硬著頭皮，自己叫計程車赴醫院就醫，在沒有通知家人、朋友的情況下，獨自一人就診後，我也終於知道，即使自己一個人深夜上醫院急診，其實也沒什麼大不了的。我從此再也不怕了。

□

我聽從了復健師建議，重拾吉他苦練，期能改善手指神經一段時間之後，練到了改編的〈巴哈無伴奏大提琴組曲〉。這時，我迷上大提琴低沈、悠遠、厚實及充滿磁性的音色。我開始拜師學習，而且許下心願，往後直到老死，也許幾年，或十數年，不論如何，我都要不斷練習，以學會彈奏巴哈那首出名的樂曲做爲未來人生的主要目標。每天，當我把大提琴擁在懷裡彈奏時，就好像抱著一個無言又知心的好伴侶，聽我娓娓傾訴所有的快樂和憂傷，在大提琴優雅的旋律聲中，它深情地撫慰著我的魂魄，讓我的心靈深深悸動、沉醉。

因爲沉迷於大提琴的練習，離婚所帶來的沮喪、痛苦，也因此並未在我的生活中蔓延、擴大，尤其每當練好一首小品曲子，授課老師用鋼琴爲我伴奏時，我都會覺得好充實、好滿足而快樂不已！

□

離婚、退休後的日子，就在花香、鳥語、琴音、書畫中悄悄過了一年多。

□

在一個安靜、無聲的春日午後，突然有一個中年的陌生女子到訪。來客在確定我的身份後，自我介紹，說是前夫的學生家長，她特來相告一事，她說：「你公公日前過世了。」

公公？我早已離婚，何來公公？難以言說心中雜陳的百味，我滿臉赧然，尷尬說明已和丈夫離婚，彼此早就沒了往來。雖說她表明了身份，到底是一個初次見面的陌生外人，無法交淺言深，不便把和前夫的是非恩怨多做敘述。

她接著說道，婆婆以往待我縱有不是，公公應該沒虧待過我，如今他已往生，她勸我，何不前往上香，告慰老人家在天之靈？

她是何許人？連這樣的陳年家中私密往事，她都知道！她到底是誰？前夫家的親戚嗎？

於是我反問她：「如果你是我，你會去嗎？」

她隨即舉她自己妹妹爲例，說做公公的在兒子離婚後，仍不時接濟已下堂的媳婦，他過世時，她妹妹也前去祭拜。

唉！家家各有一本難唸的經，我想起諸多傷心前塵往事，明白告訴她：「如果我的遭遇像令妹，今天，不用你來邀約，我就會自動前往。」何況，別人可以不了解前夫母子的性格，我若不能記取過往教訓，只怕我膽敢離婚，下堂求去，讓他們在親友面前掛不住面子，在他們心目中，我早已十惡不赦，萬一貿然前去，屆時發生難堪場面，豈不自討苦吃，外加自取其辱？

免了吧！不要陷害我，饒了我吧！就算別人要用泛道德的眼光批判我，我，也早就無所謂了！天作孽，猶可違；自作孽，不可活。我，何苦爲難自己呢？

我，最終，堅定地婉辭也謝謝陌生女子一片好意的提議。

□

在那件事過後不久，姐姐邀我觀賞巴黎來台演出的麗都歌舞秀，天下事就有那麼巧！我們竟然在席間巧遇前夫攜帶一名女子同行。我啞然失笑，他，終於也轉性了，肯爲休閒娛樂掏錢，眞不容易！姐姐試圖安慰我，我拍拍她的手背和她心領神會一笑，一切盡在不言中。

對於前夫的種種，我已經沒什麼感覺了。早在他離家期間，就有親友接二連三，或明指或暗示我，指證歷歷，說他在外另有女友。在那當時，對自己的婚姻，我也早有「不放手，那有機會和別人牽手」的心理準備。他有了女友，値得高興，我一點都不介意。坦白說，我又有什麼資格好介意的？希望前夫能尋到知心伴侶，陪他渡過下半生，讓他早日脫離憤世嫉俗的陰鬱！

□

曾經有一位學生的媽媽，聽聞我離了婚，竟不假思索脫口而出，一口咬定：「你一定太好強了！」對那些不懂尊重我們，不了解眞相，不明就理就自以爲是地指控我們，胡亂給我們扣上莫名其妙罪名的人，我們當然不必客氣，我馬上不假辭色回答她：「好強？嗳！比起你來我還差得遠呢，我仍得向你拜師學習哩！」在她膚淺而奇怪的腦袋裡，婚變的原因是可以被化約成「都是做妻子的太好強所造成的錯」那麼簡單可笑的。

離婚，不是世界末日，更不是什麼奇恥大辱，只是兩個人決定不再相守，不想再繼續相互依偎取暖罷了！一對怨偶的仳離，若能成就兩對佳偶，或者兩個快樂的單身者，那離婚就不是什麼傷心事，反而是值得慶賀、祝福的一樁喜事！

在人生的旅途，能遇到志同道合的伴侶，攜手同行，彼此扶持，相互打氣，是種難得的福份。凡事不強求。同事朋友也熱心積極地勸我有機會再找個伴，不要拒絕再次的春天，甚至有爲我抱不平的，說是「找個比他更好的，讓他瞧瞧！」我感謝友人對我的關心，我當然不會因爲前夫的緣故，就此認爲「天下男人烏鴉一般黑」，不過，活到知天命的年紀後，也知道「命中有時終須有，命裡無時莫強求」。再說，如今要找的對象，自然不是只爲了示威、逞強，而是要找精神上能共鳴，靈魂上能契合的伴侶，否則，只是徒然浪費了我彌足珍貴的時間和生命而已！

我會靜待有緣人，有一天，他會以他獨特的樣貌和姿勢，讓我在茫茫人海中，一眼就認出他。若遇不到，一個人行走人生，也不妨。

就算一個人過日子，依然可以快樂、自在行。氣定神閒的內在能量，相信會讓我從此無所謂，也無所畏。

後語

當我發現自己體內罹患腦動靜脈畸型時，體外，我也遭遇婚姻變動的大風暴。在如此內憂外患相互交迫煎熬下，以無比的勇氣和毅力，我戰勝了病魔，也拋開了婚姻的枷鎖。

這種人生經驗，值得一再反思，更值得予以典藏。這麼做，不是爲了耽溺在回憶的痛苦中自傷自憐，而是要從每次的反省中，得到不同的覺悟，從而激發更多的生命能量，來面對往後猶未可知的人生。大難不死，必有後福嗎？誰都不敢說！人生無常，禍福難卜，生命又何其脆弱短暫，如何活出自己的人生價值和意義，是每個生命個體各自的功課。

女人囿於先天生理結構，在體力上較男性爲弱；而在父權思考的模式下，女人因擁有子宮之故，使得生育子女成了女人無可逃避的天職，然則，這天賦的母職需要男性更多的體貼和協助來成就。從懷孕到分娩，這一段過程，只要生育過孩子的女人，想必印象深刻，感觸更多。女爲弱者，爲母則強，使女人變得堅強的，正是這段歷程磨練出來的。懷孕的不便和辛苦，使女人練就可曲可伸的韌性；而生產時那種最極致的痛感，使女人成就了堅忍不拔的毅力。所以，在遭遇困境時，女人反倒具備了極強的抗壓性，及忍受挫折的能力。儘管女人的體力，一般來說是比男性來得弱，可是，在面對生、老、病、死的人生課題上，弱者的名字未必一定是女人！

□

曾經，我非常痛恨前夫！埋怨他的自大，厭惡他的專制，氣怒他的苛薄、無情。認眞說起來，他縱然可怕、可恨，其實，他也可憐！永遠擺脫不掉原生家庭給他的包袱與壓力，讓他的人生因此變了調，走了樣。從他開始工作，他就是家裡主要的經濟來源，所以，他說一，全家沒人敢說二，他叫往東，沒人敢往西。做爲人子人兄，他的表現無可挑剔，可得九十甚至百分；可是，在配偶角色扮演上，抱歉，我們一樣都不及格！我只是不能諒解，他不應犧牲人夫的職責，去成全他孝子及好兄長的美名。他既思思念念當個孝子與好兄長，衡諸己力，無法雙全，就不要踏入婚姻，以致損人又不利己！但是，我仍要感謝他，提供了我很多的反省資料及寫作題材，終而促成我寫下了個人生命的歷史，幫助我圓了成爲寫作者的夢想。

現在，我回復了健康，覺得能活著眞好；能健康地活著，更好；若能快樂、健康地活著，最好。

□

我在幾年前接受腦手術的時候，對自己的病情以及「腦動靜脈畸型」這個病名的內涵，其實是茫然不解的。病癒後，我常常閱讀報紙上的醫藥版，也陸續讀了《潛水鐘與蝴蝶》（大塊文化出版）和《神經外科的黑色喜劇》（天下文化出版）兩本書，對於植物人的處境和腦部手術的高難度與高風險，也才有了進一步的認識。

當我從新聞報導及一些相關的電視單元節目得知，有個女病友因爲罹患腦動靜脈畸形，在術後回復正常無望而成了植物人，我的內心深受衝擊。於是，我有了將自己親身遭遇筆之成書的念頭。我希望透過親身經驗，提供別人一點小小的幫助；更希望出書後將部份版稅捐給創世基金會「植物人療養院」。若能夠對那些不幸的朋友盡點心力，將會使得我再度拾獲的人生獲得不同於以往的意義。

儘管目前腦神經外科診治的儀器設備技術較之從前已突飛猛進，但人類生命中樞的腦子卻神祕依然，它運作的奧祕之處仍待研究、了解、突破。當一個腦外科醫師把它的手掌伸入病患的腦袋時，他所要面對的挑戰何其艱鉅！他只稍一個不小心，任何一個輕微、細小的閃失動作，都可能對病患未來的生命藍圖造成巨大、嚴重而難以彌補的改觀！但是，當他以他的冷靜與巧手成功地挽回了病患的生命時，那又會是一種多大的成就與驕傲！

□

我深信，對於自己的惡疾，我的主治醫師和我已經打過困難卻又美好的一仗；我也明白，我能撿回一條命，而且不但沒有喪失行動、記憶、語言、視覺能力，居然還能提筆寫書，我想，自己應該也會是主治醫師行醫生涯中很特殊的驕傲之一吧？

寫下這段經歷，是爲了見證醫者濟世救人的胸懷，也是爲了見證自己面對橫逆的堅強和毅力，更是爲了見證生命的珍貴及活著的價値與意義！

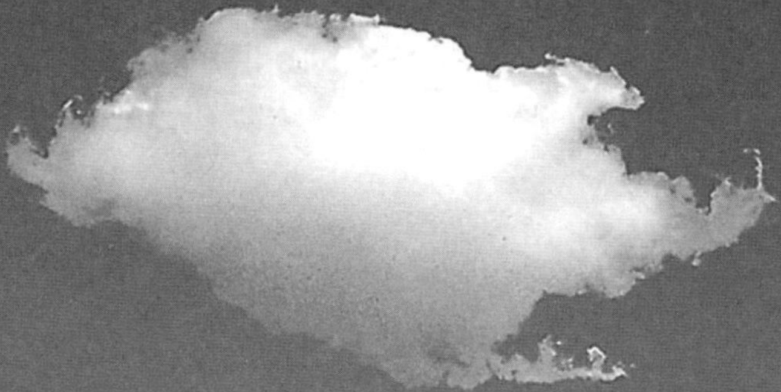

風聞有你，親眼見你

一個新聞記者與乳癌的故事

mark

她是中國時報駐華盛頓的第一流記者。
她是近二十年中美政經關係既客觀又忠實的記錄者。
她熱愛自己的工作。她也充實地扮演著家庭婦女的角色。
於是，在採訪CNN總裁的前一天，她得知自己患了第三期的乳癌。

冉亮◎著

死亡如此靠近

一位社工師的安寧病房手記

生命，不該用來害怕死去。練習著認識死亡的面目，
練習到——有一天，當它來臨的時候，我們在它面前不會慌張……

蘇絢慧◎著

國家圖書館出版品預行編目資料

多情總被無情惱／江盈著.-- 初版-- 臺北市：大塊文化，2002 [民 91]

面；　公分.（Mark 31）

ISBN 986-7975-31-6 (平裝)

1. 江盈 – 傳記 2. 腦 – 疾病– 通俗作品
3. 病患 – 傳記

415.92　　　　　　　91008727

105 台北市南京東路四段25號11樓

廣　告　回　信
台灣北區郵政管理局登記證
北台字第10227號

大塊文化出版股份有限公司　收

請沿虛線撕下後對折裝訂寄回，謝謝！

地址：□□□ ＿＿＿＿市／縣＿＿＿＿鄉／鎮／市／區

＿＿＿＿路／街＿＿段＿＿巷＿＿弄＿＿號＿＿樓

姓名：

大塊 LOCUS 文化

編號：MA 031　書名：多情總被無情惱

大塊文化 LOCUS

讀者回函卡

謝謝您購買這本書，爲了加強對您的服務，請您詳細填寫本卡各欄，寄回大塊出版 (免附回郵) 即可不定期收到本公司最新的出版資訊。

姓名：______________________ **身分證字號**：______________________

住址：____

聯絡電話：(O)______________________ (H)______________________

出生日期：______年______月______日 E-mail: ______________________

學歷：1.□高中及高中以下 2.□專科與大學 3.□研究所以上

職業：1.□學生 2.□資訊業 3.□工 4.□商 5.□服務業 6.□軍警公教 7.□自由業及專業 8.□其他________

從何處得知本書：1.□逛書店 2.□報紙廣告 3.□雜誌廣告 4.□新聞報導 5.□親友介紹 6.□公車廣告 7.□廣播節目8.□書訊 9.□廣告信函 10.□其他____________

您購買過我們那些系列的書：

1.□Touch系列 2.□Mark系列 3.□Smile系列 4.□Catch系列 5.□PC Pink系列 6□tomorrow系列 7□sense系列

閱讀嗜好：

1.□財經 2.□企管 3.□心理 4.□勵志 5.□社會人文 6.□自然科學 7.□傳記 8.□音樂藝術 9.□文學 10.□保健 11.□漫畫 12.□其他_____

對我們的建議：____

____

____

LOCUS

LOCUS

LOCUS

LOCUS